AF550650

Dr. Jill Crista

# Nie wieder Schimmel

Dr. Jill Crista

# Nie wieder Schimmel

Fünf wirksame Schritte von der Sanierung bis zur Entgiftung

Dr. Jill Crista
Nie wieder Schimmel
Fünf wirksame Schritte von der Sanierung bis zur Entgiftung
1. deutsche Auflage 2022
ISBN: 978-3-96257-314-0


Titel der Originalausgabe:
BREAK THE MOLD
5 Tools to Conquer Mold and Take Back Your Health

Wellness Ink Publishing |
www.WellnessInk.com



This translation published by arrangement with Columbine Communications & Publications, Walnut Creek, California USA, www.columbinecommunications.com

Übersetzung aus dem Englischen:
Alice von Canstein
Layout und Satz der deutschen Ausgabe:
© Eva Artinger
Illustrationen: © Kristin Hodgkinson
Coverlayout & Satz: © Narayana Verlag
Coverabbildung: Shutterstock: © Ursula Page, #1650025252
Autorenfoto: © Cricket Design Works

Herausgeber:
Unimedica im
Narayana Verlag GmbH,
Blumenplatz 2, D-79400 Kandern
Tel.:+49 7626 974 970-0
E-Mail: info@unimedica.de
www.unimedica.de

## WIDMUNG

Den Sanierungsteams gewidmet, die mein Zuhause geheilt haben.

Für die Rettung, Eure Liebenswürdigkeit und Eure Geduld stehe ich ewig in Eurer Schuld.

Eure Arbeit ist lebensrettend.

# Inhalt

# CRISTAS SCHIMMELPILZ-FRAGEBOGEN

Ausgefüllt am ____________________

KREUZEN SIE **ALLE SYMPTOME** AN, DIE SIE IN DEN LETZTEN **3-6 MONATEN** HATTEN

Wenn Sie ein druckbares Exemplar benötigen, senden Sie bitte eine E-Mail in englischer Sprache an support@drcrista.com.

**KATEGORIE 1**

- ❑ Gehirnnebel/"Brain Fog"
- ❑ ständige Müdigkeit
- ❑ ständig laufende Nase
- ❑ häufiges Schnäuzen
- ❑ Niesen
- ❑ Sinusitis
- ❑ Sekretfluss im Rachen
- ❑ Nasenbluten
- ❑ geschwollene Lymphdrüsen
- ❑ Kurzatmigkeit
- ❑ häufiges Gähnen oder Seufzen
- ❑ Herzrasen
- ❑ Kopfschmerzen
- ❑ Heuschnupfen
- ❑ gereizte Augen
- ❑ verschwommene Sehkraft
- ❑ häufige Veränderung der Sehstärke
- ❑ Allergien
- ❑ dunkle Augenringe
- ❑ Lichtempfindlichkeit
- ❑ Nervosität/nicht zur Ruhe kommen können
- ❑ schlechte Laune oder Depressionen
- ❑ sich überfordert fühlen
- ❑ periodisch auftretender/chronischer trockener Husten
- ❑ gereizte Lunge
- ❑ blutiger Auswurf
- ❑ Nasenpolypen
- ❑ belegte Zunge
- ❑ wunde Stellen im Mund
- ❑ Pusteln im Rachen
- ❑ Soor (Pilzinfektion)
- ❑ wunde oder juckende Gehörgänge
- ❑ Ohrgeräusche
- ❑ Lärmempfindlichkeit
- ❑ Hautausschlag

- ❑ brennende oder juckende Haut
- ❑ Neigung zu Blutergüssen
- ❑ Besenreiser
- ❑ Empfindlichkeit gegenüber Schildern und Nähten in der Kleidung
- ❑ Anämie
- ❑ hervortretende Adern an den Gliedmaßen
- ❑ Ödeme in den unteren Extremitäten
- ❑ häufiges Räuspern
- ❑ Halsschmerzen
- ❑ häufige Erkältungen
- ❑ langwierige Erholung von Erkältungen
- ❑ Erschöpfung nach Anstrengung
- ❑ häufige Schläge durch statische Aufladung
- ❑ verstärkter Durst
- ❑ Schlafprobleme
- ❑ Gefühl von innerem Vibrieren
- ❑ Benommenheit
- ❑ Schwindel
- ❑ Gefühl der Trunkenheit
- ❑ häufiges Urinieren
- ❑ Infektionen mit Hefepilzen
- ❑ Veränderung des Appetits
- ❑ Blähungen
- ❑ Übelkeit
- ❑ aufgebläht fühlen
- ❑ Verstopfung
- ❑ Heißhunger nach Süßem
- ❑ Verlangen nach Alkohol

INSGESAMT ANGEKREUZT IN **KATEGORIE 1**: ________

0-4 Kästchen angekreuzt = 0 Punkte
5-9 Kästchen angekreuzt = 1 Punkt
10-15 Kästchen angekreuzt = 2 Punkte
16+ Kästchen angekreuzt = 3 Punkte

KATEGORIE 1 PUNKTE: ______

WEITER MIT **KATEGORIE 2**

## CRISTAS SCHIMMELPILZ-FRAGEBOGEN FORTSETZUNG

KREUZEN SIE **ALLE SYMPTOME** AN, DIE SIE IN DEN LETZTEN **3-6 MONATEN** HATTEN

### KATEGORIE 2

- ❑ Keuchen
- ❑ Asthma
- ❑ gereizte Lunge
- ❑ wiederkehrende Atemwegsinfekte
- ❑ Migräne
- ❑ Allergien lassen sich nicht gut mit Medikamenten behandeln
- ❑ Stimme hört sich nasal an
- ❑ verstopfte Ohren
- ❑ chronische Sinusitis
- ❑ Erbrechen
- ❑ Verstopfung/Durchfall im Wechsel
- ❑ Durchfall
- ❑ Reizdarm
- ❑ Nahrungsmittel-unverträglichkeiten
- ❑ chemische Sensibilität
- ❑ anormale Reaktion auf Antibiotika
- ❑ Epstein-Barr-Virus
- ❑ wiederkehrende Hefepilzinfektionen
- ❑ bakterielle Vaginose
- ❑ wiederkehrender Fußpilz, Leistenflechte oder Nagelpilz
- ❑ sich schälende Haut/Schorf
- ❑ Herzrasen
- ❑ Schmerzen in der Brust
- ❑ Raynaud-Syndrom
- ❑ nichtobstruktive Schlafapnoe
- ❑ Schwierigkeiten, klar zu denken
- ❑ Desorientierung
- ❑ Gleichgewichtsprobleme
- ❑ langsame Reflexe
- ❑ Koordinationsprobleme
- ❑ Taubheitsgefühl oder Kribbeln
- ❑ Nervenschmerzen
- ❑ unerklärliche Veränderungen des Menstruationszyklus
- ❑ überaktive Blase
- ❑ Blasenentzündung
- ❑ Reaktion auf modrige Orte

INSGESAMT ANGEKREUZT IN **KATEGORIE 2**: ________

0-2 Kästchen angekreuzt = 0 Punkte
3-5 Kästchen angekreuzt = 1 Punkt
6-9 Kästchen angekreuzt = 2 Punkte
10+ Kästchen angekreuzt = 3 Punkte

KATEGORIE 2 PUNKTE: ______

WEITER MIT **KATEGORIE 3**

## CRISTAS SCHIMMELPILZ-FRAGEBOGEN FORTSETZUNG

KREUZEN SIE **ALLE SYMPTOME** AN, DIE SIE IN DEN LETZTEN **3-6 MONATEN** HATTEN

### KATEGORIE 3

- ❑ tägliche Benutzung von Nasenspray, Medikamenten gegen Nasennebenhöhlenentzündung oder einer Nasendusche
- ❑ Nasennebenhöhlen-OP zu irgendeinem Zeitpunkt in Ihrem Leben
- ❑ Chronisches inflammatorisches Response-Syndrom (CIRS)
- ❑ Multiple antibiotikaresistente koagulase-negative Staphylokokken
- ❑ Erdnussallergie
- ❑ chronisches Erschöpfungssyndrom
- ❑ Schwierigkeiten beim Gehen
- ❑ Dysautonomie
- ❑ posturales Tachykardie-Syndrom (PoTS)
- ❑ Hörverlust
- ❑ Verwirrung
- ❑ Demenz
- ❑ Gedächtnisverlust
- ❑ Zittern
- ❑ Sarkoidose
- ❑ Asthma, das schwer mit Medikamenten behandelbar ist
- ❑ idiopathische Pneumonie
- ❑ Lungenvernarbung oder Lungenrundherde
- ❑ Atemprobleme
- ❑ Aspergillose
- ❑ Arrhythmien
- ❑ Gerinnungsstörungen
- ❑ arteriovenöse Störungen
- ❑ Churg-Strauss-Syndrom
- ❑ Histaminintoleranz
- ❑ Erythema nodosum
- ❑ Eosinophile Ösophagitis
- ❑ Ulcus
- ❑ nicht durch Zöliakie verursachte Glutenunverträglichkeit
- ❑ Blut im Stuhl
- ❑ Syndrom des zyklischen Erbrechens
- ❑ Leberschmerzen oder -schwellungen
- ❑ Fettleber
- ❑ nicht-alkoholische Steatohepatitis (NASH)

- ❑ interstitielle Zystitis
- ❑ Nierenschmerzen oder -schwellung
- ❑ Nierenerkrankung
- ❑ Nephritis
- ❑ Chronische Beckenschmerzen
- ❑ Unfruchtbarkeit
- ❑ hepatozelluläres Karzinom
- ❑ frühere oder aktuelle Krebsdiagnose
- ❑ Mastzellaktivierungssyndrom (MCAS)
- ❑ Wohnen (auch in der Vergangenheit) in einem Gebäude mit Feuchtigkeitsschaden
- ❑ Belastung mit Schimmelpilzen
- ❑ positiver Shoemaker-Test

INSGESAMT ANGEKREUZT IN **KATEGORIE 3**: ________

Geben Sie sich für jedes markierte Kästchen einen Punkt. Die Gesamtpunktzahl ergibt die Punktzahl für diese Kategorie.

KATEGORIE 3 PUNKTE: _____

WEITER MIT **DEN ERGEBNISSEN**

## CRISTAS SCHIMMELPILZ-FRAGEBOGEN FORTSETZUNG

AUSWERTUNG DES SCHIMMELPILZ-RISIKOTESTS
Addieren Sie Ihre Punktzahl der vorigen drei Seiten

**KATEGORIE 1** PUNKTE: +
**KATEGORIE 2** PUNKTE: +
**KATEGORIE 3** PUNKTE: = GESAMTPUNKTE

### SCHIMMELPILZRISIKO ERGEBNIS

0-4 = eher keine Schimmelpilzerkrankung
5-9 = möglicherweise Schimmelpilzerkrankung
10+ = wahrscheinliche Erkrankung durch Schimmelpilze oder andere Biotoxine

### EBENFALLS IN BETRACHT GEZOGEN WERDEN MÜSSEN:

- LYME-BORRELIOSE, INFEKTIONSBEDINGTE MULTISYSTEMERKRANKUNG (MSIDS), KOINFEKTIONEN DURCH ZECKEN (NUTZEN SIE DEN MSIDS-FRAGEBOGEN NACH HOROWITZ)
- ANDERE UMWELTGIFTE
- (Z. B.: QUECKSILBER, BLEI, FEINSTAUB, GLYPHOSAT, PESTIZIDE, FLÜCHTIGE ORGANISCHE VERBINDUNGEN/VOCS)
- DARMPARASITEN, CHRONISCHE VIRUSSYNDROME ODER ANDERE VERBORGENE INFEKTIONEN
- NAHRUNGSMITTELUNVERTRÄGLICHKEITEN
- ALLGEMEINER VARIABLER IMMUNDEFEKT ODER ANDERE IMMUNDEFEKTE

Dieser Fragebogen ist nur als Informationshilfe gedacht und soll keine Diagnose oder Behandlung ersetzen. Die aufgeführten Symptome wurden bei Patienten mit Schimmelpilzerkrankung beobachtet.

Nicht alle Symptome ließen sich in Studien bestätigen.

TEIL 1

# FIESER SCHIMMEL

# Hätte ich es doch nur gewusst

Ich wünschte, ich hätte mehr über Schimmelpilze gewusst, als es wirklich darauf ankam. Denn ich habe Schimmelpilze übersehen – bei meinen Patienten, meiner Familie und in meinem eigenen Zuhause. Ich wusste nicht, wie man sie erkennt und unterschätzte den Schaden, den sie anrichten können.

Dieses Buch habe ich vor 15 Jahren für mich selbst geschrieben. Damals hätte ich ein solches Buch gebraucht, um Patienten und geliebte Menschen vor Leid zu beschützen – und davor zu bewahren, dass ihre Gesundheit und ihr Leben monatelang beeinträchtigt wurden und sie Geld und ihre Lebensfreude verloren.

Mittlerweile habe ich viel gelernt und weiß, wie Schimmelpilze ticken. Dieses Wissen möchte ich mit Ihnen teilen und Sie mit allem wappnen, was Sie benötigen, um den Schimmelpilzen den Kampf anzusagen. Ich möchte Sie mit bewährten Strategien ausstatten, damit Sie diesen Kampf gewinnen können.

Sie brauchen Lösungen gegen Schimmelpilze. In diesem Buch werden Sie welche finden!

## WARUM SIE DIESES BUCH LESEN

Sie möchten sich besser fühlen, warum sonst? Sie möchten eine Liste mit allen Symptomen und Heilmitteln zur Hand haben. Na klar. Ich bin selbst ein ungeduldiger Mensch; wenn das auch auf Sie zutrifft, dann blättern Sie direkt weiter zu *Teil 2 – Die 5 Strategien und Hilfsmittel* und schauen sich die Lösungen an.

Allerdings rate ich Ihnen, sich hinterher dennoch *Teil 1 – Fieser Schimmel* durchzulesen, um wirklich zu verstehen, was Schimmelpilze sind. Lernen Sie, wie sie wirken und wie man sie so bekämpfen kann, dass sie niemals wiederkommen. Schimmelpilze gehören zu den ältesten Lebewesen dieses Planeten und sind somit Meister im Überleben. Sie haben die Angewohnheit, immer wiederzukommen. Und wieder und wieder und wieder. Sie müssen ihre Schwächen kennen, um Schimmelpilze ein für alle Mal zu besiegen.

## WARUM SOLLTEN SIE MIR VERTRAUEN?

Ich habe alles selbst durchgemacht. Nicht nur habe ich als Ärztin Patienten mit Schimmelpilzerkrankungen behandelt, ich bin früher auch an Schimmelpilzen erkrankt. Zur Expertin für Schimmelpilze wurde ich auf die harte Tour, indem ich mich tagtäglich mit den gesundheitlichen Problemen durch eine Schimmelpilzvergiftung herumschlagen musste. Ich fühle mit Ihnen, wenn Sie dieses Buch in den Händen halten, weil auch Sie Opfer einer Schimmelpilzerkrankung sind.

Als Ärztin hatte ich einige Patienten, die mit chronischer Erschöpfung und Erkrankungen zu tun hatten, deren Ursache sich niemand erklären konnte. So bin ich zu den Schimmelpilzerkrankungen gekommen. Ich bin eine naturheilkundliche Ärztin, was bedeutet, dass ich darin geschult wurde, die Ursache einer Erkrankung oder eines Unwohlseins zu finden und zu behandeln. Warum ist das so wichtig? Weil sich die Menschen meistens schnell besser fühlen, sobald man die Ursache ihrer Krankheit behoben hat. Der Körper hat einen angeborenen Heilungstrieb. Die Schwierigkeit besteht darin, die Ursache zu identifizieren. Das macht den Großteil der Arbeit eines Arztes aus.

Die naturheilkundlichen Prinzipien, bei denen man *mit* dem Körper statt *gegen* ihn arbeitet, sind meist sehr wirkungsvoll. Aber dennoch gab es bei mir diese kleine Gruppe „festgefahrener“ Patienten, die auf die herkömmlichen Methoden nicht so reagierten wie andere Patienten. Es ging ihnen einfach nicht besser. Von Termin zu Termin änderte sich nichts, obwohl sie alles Menschenmögliche taten. Ehrlich gesagt, wunderte ich mich, dass sie trotzdem noch genug Vertrauen in mich hatten, um wiederzukommen.

Dann entdeckte einer dieser Patienten giftigen Schimmel in seiner Wohnung – giftigen schwarzen Schimmelpilz. Daraufhin überlegte ich, ob das der Grund sein konnte, warum es ihm nicht besser ging, obwohl er sich zu 110 % an den Behandlungsplan hielt. Und ich fragte mich, ob die anderen Patienten aus dem gleichen Grund immer noch krank waren. Ich konnte die Frage nicht beantworten, weil ich damals nicht genug über Schimmelpilzerkrankungen wusste.

Deshalb zog ich alle möglichen Bücher zurate und musste schockiert feststellen, dass Schimmel eindeutig der Grund war, weshalb dieser Patient nicht auf die Behandlung ansprach. Das Gleiche galt für viele meiner anderen „festgefahrenen" Patienten. Ich wundere mich dass ich tonnenweise Berichte über Schimmelpilze, daraus resultierende Vergiftungen und deren Schädlichkeit für Lebewesen fand, ich aber in der Praxis keinerlei Ahnung davon hatte. Woran lag das? Der Grund ist simpel – es mangelte an Humanstudien.

Die vielen Forschungsstudien über Schimmelpilze und Schimmelpilzgifte (die sogenannten Mykotoxine) beziehen sich alle auf Tiere und Tierfutter. Die für die Fütterung von Nutztieren verantwortlichen Menschen kennen die Risiken. Sie haben sogar Methoden entwickelt, um die Schimmelpilzbildung zu verringern und ihre Tiere gesund zu halten.

Allerdings gibt es kaum Förderung, um diese Forschung und die Auswirkung von Schimmel auf Menschen zu übertragen. Ohne eindeutige Labortests und durch Studien an Menschen überprüfte Behandlungsprotokolle mussten Ärzte bei ihren menschlichen Patienten Schimmelpilzerkrankungen einfach übersehen, genauso wie ich es tat.

In den Jahrzehnten, in denen ich mich schon mit dem Thema Schimmelpilze und den damit zusammenhängenden Erkrankungen beschäftigt habe, hat sich nur wenig getan. Wir verfügen nun über bessere Testmöglichkeiten in Laboren, aber trotzdem gibt es erst sehr wenige Humanstudien zur Untersuchung von Behandlungsmöglichkeiten. Dennoch können wir von den Tieren lernen, denn viele Gesetzmäßigkeiten gelten gleichermaßen für Tiere wie für Menschen. Und wir können von älteren Menschen lernen.

Mithilfe meiner wissenschaftlichen Kenntnisse, traditioneller Behandlungspläne und dem, was mir meine Mentoren beigebracht haben, entwickelte ich Methoden, um das Schimmelpilzproblem bei meinen „festgefahrenen" Patienten anzugehen ... und ihr Zustand besserte sich.

## DIE ÄLTESTE INNENRAUMKRANKHEIT

Ich bezeichne Erkrankungen durch Schimmelpilze häufig als „älteste Innenraumkrankheit", denn sie sind seit Menschen in Innenräumen leben ein Thema – von Höhlen über Holzhütten bis hin zu Steinhäusern. Sogar in der Bibel wird Schimmel als physische sowie spirituelle Erkrankung erwähnt. Zwar gibt es nur sehr wenige Humanstudien zur Behandlung von Schimmelpilzerkrankungen, wirksame Behandlungsmethoden existieren jedoch schon seit Jahrhunderten.

Mangelnde Forschung ist nicht gleichbedeutend mit mangelnder Wirksamkeit. Traditionelle Heiler aus allen indigenen Kulturen behandelten erfolgreich Menschen, die an Schimmelpilzen erkrankt waren. Leider wurde nur ein geringer Teil dieses Wissens an die Ärzte der heutigen Zeit weitergegeben.

Obwohl ich schlussendlich herausfand, dass Schimmel das Problem meiner „festgefahrenen" Patienten war, stand ich leider ohne einen modernen Behandlungsplan da, mit dem ich ihnen hätte helfen können. Ich musste mich auf meine Lehrer und meine wissenschaftliche Ausbildung verlassen und letztlich ein wenig herumexperimentieren.

Ich las all die Forschungsberichte zu Tieren, weil ich verstehen wollte, wie Schimmel Lebewesen schadet. Ich verfügte über ein großes Wissen über Pflanzen und Nährstoffe, das mir dabei half, die Ergebnisse der Studien an Tieren auch auf den menschlichen Körper zu übertragen. Somit entwickelte ich Behandlungsmethoden, um die spezifischen Probleme anzugehen, die durch Schimmel verursacht werden. Indem ich Techniken meiner Lehrer mit einbezog, „übte“ ich an meinen an Schimmelpilzinfektionen erkrankten Patienten und war dabei ziemlich erfolgreich. Plötzlich ging es mit den „festgefahrenen“ Patienten bergauf. Da die Ursache beseitigt und behandelt wurde, verbesserte sich ihr Zustand.

Seitdem habe ich es mir zur Aufgabe gemacht, Ärzte über Schimmel aufzuklären. Ich habe einen Kurs über Schimmelpilzerkrankungen bei Menschen entwickelt, der das Neueste in Sachen Diagnosetests und Behandlungen beinhaltet. Wenn Sie wollen, dass sich Ihr Arzt Wissen über Schimmelpilze aneignet, sollten Sie ihm meine Kursreihe vorschlagen. Sie finden sie unter DrCrista.com: *Doctors – Are you missing mold illness in your patients?* [Anm. d. Verlags: Seite in engl. Sprache] Diese liefert die wissenschaftliche Grundlage für die Informationen in diesem Buch.

## WIE ICH MIR DIE SPOREN VERDIENTE

Schimmelpilze haben mich persönlich erwischt. Ironischerweise spross in dem Winter, in dem ich den Schimmelpilzkurs für Ärzte entwickelte, der Schimmel in meinem eigenen Haus. Während der ganzen Zeit, in der ich über durch Schimmelpilze ausgelöste Krankheiten forschte und das Kursmaterial zusammenstellte, wurde ich kränker und kränker und bemerkte es nicht einmal. Ich übersah die Tatsache, dass meine Familie und ich durch Schimmel krank geworden waren, obwohl ich selbst andere Menschen über dieses Thema informierte. Der passende Ausdruck dafür wäre wahrscheinlich „Schimmelhirn“. Damit meine ich, dass das Gehirn einfach nicht richtig funktioniert, so als ob es von einer Wolke oder Nebel verhangen wäre, die bzw. den man nicht abschütteln kann.

Ich hatte den Schimmel unterschätzt. Wir waren Ende des Sommers in ein relativ neues Haus gezogen. Seit unserem Einzug hatten wir, sofern es nicht regnete, die Fenster immer weit geöffnet. Es war ein traumhafter, ungewöhnlich trockener Herbst, sodass die Fenster fast immer offen standen. Falls Sie noch nie im Herbst in Wisconsin waren, sollten Sie das unbedingt einmal machen. Es ist so schön. Als der Winter kam, schlossen wir das Haus immer mehr und schalteten irgendwann die Heizung ein. Meine Kinder und ich begannen, merkwürdige Symptome zu entwickeln, was ich allerdings nicht realisierte. Ich übersah den Schimmel in meinem eigenen Haus.

## WIE MAN EINEN FROSCH KOCHT

Kennen Sie die Geschichte, wie man angeblich einen Frosch kocht? Es heißt, ein Frosch, den man in kochendes Wasser setzt, würde sofort herausspringen, weil er die drastische, lebensbedrohliche Veränderung spürt und so schnell wie möglich in Sicherheit hüpft. Wenn man aber einen Frosch in kaltes Wasser setzt und dann ganz langsam die Temperatur erhöht, bleibt er darin sitzen, bis er irgendwann kocht. Seine Anpassungsfähigkeit ist sein Untergang. Ich habe das nie persönlich ausprobiert, weil mir Amphibien viel zu sehr am Herzen liegen, aber ich glaube, das gleiche Phänomen war in meiner Situation der Fall.

Als das Wetter kälter wurde, schlossen wir jede Woche etwas länger die Fenster. Als die Temperatur der frischen, sauberen Außenluft abnahm, nahm unsere Belastung durch schlechte Innenluft zu. Das war im Grunde so, wie wenn man beim Frosch langsam die Temperatur erhöht. Weil es langsam geschah, gab es auch keine massiven Warnsignale. Mein Körper schlug nicht Alarm. Unsere Anpassungsfähigkeit war unser Untergang. Indem wir nach und nach immer mehr Schimmelgiften ausgesetzt waren, wurden unsere Frösche gekocht.

Glücklicherweise zeigte sich unser Feuchtigkeitsproblem irgendwann an der Küchendecke. Die Fuge zwischen zwei Trockenbauwänden brach auf und hinterließ einen gelblichen Fleck. Innerhalb weniger Wochen wurde aus dem kleinen gelben Fleck eine wahre Sintflut, die aus dem darüberliegenden Badezimmer in meine Küche strömte. Scheinbar bahnte sich das Wasser einen Weg bis ins Erdgeschoss und zwar schon seit das Haus gebaut worden war. An allen Stellen mit Feuchtigkeitsschäden wuchs giftiger Schimmelpilz, wodurch der Großteil der Räume in unserem Haus betroffen war.

Sie sehen, ich habe so meine Erfahrungen mit Krankheiten durch Schimmelpilze gemacht. Mich hat es genauso getroffen wie meine Kinder und meine Patienten. Rückblickend denke ich bei vielen Patienten: „O Gott, das war eine Schimmelpilzerkrankung und ich habe es nicht gesehen." Schimmelpilzerkrankungen können sich in Form von Sinusitis, Asthma, Allergien, Nahrungsmittelunverträglichkeiten, chronischen Hautausschlägen, Ängstlichkeit, Schlaflosigkeit, Reizdarm oder -blase zeigen. Schimmel verursacht Lebererkrankungen, Nierenerkrankungen und manche Krebsarten.

Sie kennen garantiert Menschen, die durch Schimmelpilze krank geworden sind. Denken Sie an die Personen in Ihrem Leben, die nicht in der Lage zu sein scheinen, sich aufzuraffen. Die ständig krank werden. Oder die nach einer Krankheit ewig brauchen, bis sie wieder fit sind. Sie können nicht zur Arbeit gehen. Sie fehlen in der Schule. Sie machen Pläne, verwerfen diese aber in letzter Minute wieder. Sie haben eine merkwürdige Diagnose erhalten, die niemand versteht und deren Behandlungsmöglichkeiten begrenzt oder riskant sind, vielleicht nicht anschlagen und so merkwürdige Namen wie „idiopathisch" oder „Sarkoid" tragen, mit „Pneumo" anfangen oder auf „itis" enden. Weil Schimmel viele Körpersysteme betreffen kann, kann er nach vielen anderen Krankheiten aussehen. Vielleicht sind Sie diese Person. Füllen Sie am besten Cristas Schimmelpilz-Fragebogen am Anfang dieses Buches aus, um zu sehen, ob Sie Symptome einer Schimmelpilzerkrankung aufweisen. Falls ja, sind Sie damit nicht allein.

Ich bin sehr ambitioniert, wenn es darum geht, die Menschen über Schimmel aufzuklären. Als sich das Feuchtigkeitsproblem in unserem Haus zeigte, setzten sich all die Puzzlestücke zusammen und offenbarten, dass Schimmel unser Problem war. Sofort nutzte ich die Behandlungspläne, die ich auch für meine Patienten mit Schimmelpilzerkrankungen verwende, und sanierte den Wasserschaden. Und wir fühlten uns besser. Wenn Sie durch Schimmelpilze krank geworden sind, brauchen Sie die Hilfsmittel und Strategien, die ich Ihnen in diesem Buch vorstelle.

## 1.1 Der geheime Plan

Der geheime Plan des Schimmels ist auch sein Sinn und Zweck auf diesem Planeten: zu recyceln und zu zersetzen. Fairerweise muss ich zugeben, dass wir Schimmelpilze brauchen. Ohne sie würde es nicht gehen. Schimmel verwandelt Pflanzenreste in Nährstoffe, die für das Wachstum neuer Pflanzen benötigt werden. Schimmel ist also ziemlich nützlich – draußen. Drinnen nicht. Sobald Schimmel auf den Geschmack des einfachen Lebens in Innenräumen gekommen ist, kennt er kein Halten mehr. Der altruistische Zweck der Schimmelpilze verzerrt sich zu einem geheimen Plan, bei dem es darum geht zu überleben und die Welt zu beherrschen. Wenn man den Schimmel lässt, erobert er unsere Gebäude, unser Hab und Gut und unsere Körper.

Fakten, die Sie über Schimmel kennen sollten:

**SCHIMMEL …**

**1** ist ein Überlebenskünstler.
**2** sondert giftige Ausdünstungen ab.
**3** ist ein Tyrann.
**4** dringt in Ihren Körper ein.
**5** verursacht giftigen Atem.
**6** verschwindet nicht kampflos.
**7** macht Sie schwach.
**8** verursacht Heißhungerattacken.
**9** sorgt dafür, dass man sich verrückt, wie vernebelt und träge fühlt.
**10** verursacht Allergien.
**11** verursacht Nahrungsmittelunverträglichkeiten.
**12** sorgt dafür, dass man sensibel auf Chemikalien reagiert.

13 sorgt dafür, dass man sensibel auf elektromagnetische Felder reagiert.
14 -erkrankungen sind schwer zu identifizieren.
15 -erkrankungen werden oft falsch diagnostiziert.
16 wird meistens vertuscht.

Die nächsten Abschnitte gehen auf jeden Punkt genauer ein. Wenn Ihnen allerdings die kurze und knackige Version ausreicht, können Sie direkt bei *1.3 Symptome einer Schimmelpilzerkrankung* weiterlesen und schauen, ob Sie sich selbst oder jemanden in Ihrem Umfeld darin wiedererkennen. Auf jeden Fall sollten Sie, falls Sie an einer Erkrankung durch Schimmelpilze leiden, wissen, dass Sie wieder gesund werden können!

## 1. SCHIMMEL IST EIN ÜBERLEBENSKÜNSTLER

Schimmel ist der ultimative Überlebenskünstler. Er ist sozusagen die Spezialeinheit des Pilzreichs. Als eine der ältesten lebenden Spezies der Erde hat er Überlebensstrategien entwickelt:

A Schimmel weiß, wie er sich unbemerkt in Gebäude einschleichen kann.
B Schimmel kann auf versteckten Feuchtigkeitsquellen überleben.
C Schimmel kämpft um sein Revier, indem er seine Gegner außer Gefecht setzt.
D Schimmel ist hartnäckig; Bei Widrigkeiten geht er in Deckung und wartet ab, bis die Luft rein ist und er wieder wachsen kann.

A **Schimmel weiß, wie er sich unbemerkt ins Gebäude einschleichen kann.** Er kann in einem Gebäude wachsen, ohne Spuren zu hinterlassen. Schimmel existiert unbemerkt, weil man ihn häufig nicht sehen oder riechen kann. Er wächst unter dem Fußbodenbelag und hinter den Tapeten oder Trockenbauwänden. Häufig verwechseln die Menschen ihn mit Staub oder Teppichflecken. Giftiger Innenraumschimmel hat selten einen Geruch, solange er nicht mit Luft in Berührung kommt. Wenn Sie einen muffigen, schimmeligen oder modrigen Geruch wahrnehmen, gibt es definitiv ein Problem. Merken Sie sich einfach: Schimmel kann versteckt entstehen, ohne überhaupt einen Geruch zu entwickeln.

**B Schimmel kann auf versteckten Feuchtigkeitsquellen überleben.** Schimmel benötigt nur etwas überschüssige Feuchtigkeit, um zu wachsen. Sichtbares Wasser *ist nicht* nötig. Schimmel existiert auf mikroskopischer Ebene. Eine für uns unbedeutende Menge Feuchtigkeit kann für eine Schimmelpilzspore ein wahres Seegrundstück sein. Hohe Luftfeuchtigkeit und Dampf im Haus reichen dafür schon aus.

Schimmel ernährt sich von allem, was kohlenhydratreich ist. Er ist da nicht wählerisch. Er ernährt sich von Gipskartonplatten, Sperrholz, Unterböden, Teppich, Karton, Kork, Spanplatten, Grobspan- bzw. OSB-Platten oder, wie es ein befreundeter Schreiner nennt, „das, was mal Holz war". Materialien, die aufgebrochen oder mit Papier verkleidet sind, sind die Lieblingsspeise von Schimmelpilzen. Je zerklüfteter oder aufgeschlossener, umso besser. Darum gedeihen auf OSB-Platten auch mehr Schimmelpilze als auf Sperrholz – sie sind sozusagen schon vorgekaut.

Schimmel wächst sogar auf Zement, wenn dieser staubig ist.

Staub **fördert** Schimmel

Wenn wir schon von Staub sprechen: Er ist eine der einfachsten Möglichkeiten, um Schimmelpilze zu füttern. Fügt man dann noch eine hohe Luftfeuchtigkeit im Raum hinzu, hat man die perfekten Voraussetzungen, um Schimmelsporen zu füttern *und* zu wässern.

Wie sieht es mit Ihren Bilderrahmen aus? Oben auf dem Türrahmen? Auf den Büchern in Ihrem Regal? Auf herumliegenden Gegenständen? Wie oft werden sie entstaubt?

(Randbemerkung: Die Lektoren dieses Buchs berichteten, sie hätten an dieser Stelle pausiert, um erst einmal ihre Wohnungen und Büros zu entstauben. Wenn Sie jetzt auch den Drang haben, alles zu entstauben: Nur zu! Das ist ganz normal. Sie sind kein Hypochonder. Sie lernen dazu und verhalten sich proaktiv. Das Buch ist auch noch da, wenn Sie zurückkommen. Also los, fangen Sie an, Staub zu wischen!)

**C Schimmel kämpft um sein Revier, indem er seine Gegner außer Gefecht setzt.** Schimmel ist ein Kämpfer und ein schlauer Überlebenskünstler. Wenn Schimmel einen schönen Ort gefunden hat, kämpft er um diesen. Wollen andere Schimmelpilze oder Bakterien sein neu gefundenes Zuhause besetzen, gibt der Schimmel giftige Chemikalien ab, um die Eindringlinge zu vergiften. Diese Chemikalien heißen Mykotoxine.

**D Schimmel ist hartnäckig.** Eine Schimmelpilzkolonie wird wichtige Ressourcen opfern, um das Überleben der Spezies zu sichern. Wittert die Kolonie eine Bedrohung, schießt sie Sporen weit in die Luft, in der Hoffnung, dass die kleinen Schimmelsporenbabys in schöneren Gefilden landen.

Die Schimmelsporen sind so was wie die Raumkapsel, in die Superman als Baby gesteckt wurde. Als Supermans Eltern wussten, dass ihr Planet zerstört werden würde, setzten sie ihr kleines Baby in eine Raumkapsel und schickten ihn darin ins Weltall. Er war sozusagen der Hoffnungsträger für die ganze Spezies. Diese Raumkapsel enthielt alles, was Baby-Superman zum Überleben brauchte, bis er einen gastfreundlichen neuen Planeten gefunden hatte. Schimmelsporen sind genauso wie Supermans Raumkapsel. Sie sind mit etwas Nahrung, Überlebensinformationen und einer Art Lieferprogramm ausgestattet, um einen neuen Ort zu finden, an dem sie landen und wachsen können. Sporenraumkapseln schwirren die ganze Zeit auf der Suche nach etwas Feuchtigkeit in der Luft herum.

Lassen Sie Ihr Zuhause nicht zu einem gastfreundlichen Planeten für Schimmelpilze werden. Kontrollieren Sie sorgsam die Feuchtigkeit in den Innenräumen.

## 2. SCHIMMEL SONDERT GIFTIGE AUSDÜNSTUNGEN AB

Schimmelpilze in Innenräumen geben viele giftige Gase von sich, aber Mykotoxine sind die gefährlichsten. Mykotoxine sind so giftig, dass sie als chemische Waffen verwendet werden. Zu Waffen umgewandelte Schimmelpilzgifte werden weltweit von Armeen hergestellt und gelagert. Das sage ich nicht, weil ich Panik verbreiten möchte, sondern nur, um zu verdeutlichen, wie giftig sie sind. Denn Schimmelpilzgifte sind wirklich mächtig und potenziell gefährlich. Mykotoxine erfordern erfahrenes Fachpersonal in Schutzausrüstung. Das nenne ich mal böse Ausdünstungen! Warum sollten wir das bei uns zu Hause haben wollen?

Menschen und Haustiere geraten ins Kreuzfeuer, wenn Schimmelpilze in Innenräumen um ihr Revier kämpfen. Die Schimmelpilze feuern Gasbomben ab, um andere Schimmelarten zu beseitigen. Dann sickern Schimmelpilzgifte durch Trockenbauwände, Dämmung, Bodenbeläge, Farbe und viele andere Baustoffe und verschmutzen unsere Innenluft und unsere Einrichtung. Und Sie können sie nicht aufgrund ihres Geruchs aufspüren.

Das stimmt … Mykotoxine, also das, was Schimmelpilze richtig giftig macht, kann man nicht am Geruch erkennen.

Mykotoxine haben **keinen Geruch**

Aber natürlich haben wir alle schon Schimmel gerochen – den modrigen, muffigen Schimmelgeruch. Diese Gerüche stammen von anderen Chemikalien, die von Schimmelpilzen abgegeben werden, wie zum Beispiel flüchtige organische Verbindungen, Aldehyde und Alkohole. Sie riechen unangenehm, wenn sie mit Luft in Kontakt kommen. Befindet sich der Schimmel jedoch hinter Baumaterial versteckt, nimmt Ihre Nase den Geruch wahrscheinlich nicht wahr.

Wenn wir durch eine Wolke unsichtbarer, geruchloser Mykotoxine laufen, gelangen diese in unseren Körper. Mykotoxine können viel tiefer in unsere Lunge wandern als Schimmelpilzsporen. Sie unterscheiden sich von Sporen. Sporen sind wie Hülsenfrüchte oder Samen und bestehen aus lebendigem Material, während Mykotoxine eine Chemikalie sind, so wie ein Gas.

**IHRE LUNGE VERSUS SCHIMMEL**

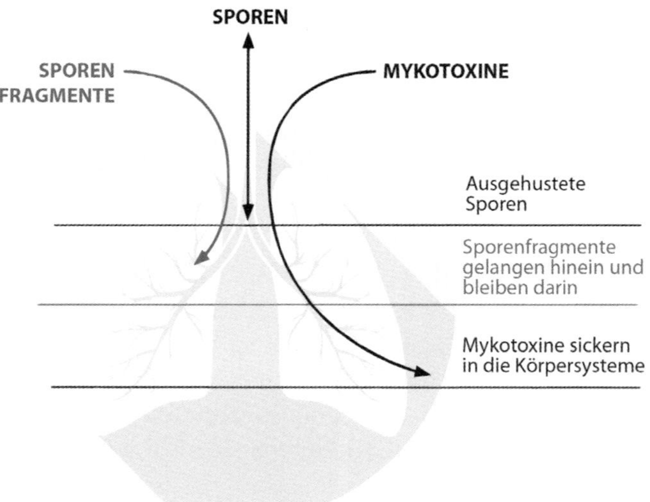


Mykotoxine sind 50-mal kleiner als Sporen. Sie können viel tiefer in unsere Atemwege eindringen und die Schleimhäute der Nase, Nebenhöhlen und Lunge passieren. Unsere Haut hat keine Abwehrmechanismen gegen Mykotoxine, insbesondere nicht unsere Hände und Füße. Und wenn wir sie essen, können sie unsere Darmschleimhaut beschädigen und sich in unseren wichtigen Organen ausbreiten. Sie können sogar in die Plazenta eindringen und ungeborene Babys schädigen.

Mykotoxine sind für alle Lebewesen schädlich – Menschen, Tiere und Pflanzen.

Wenn Sie einen muffigen, modrigen Geruch wahrnehmen, sollten Sie das Weite suchen. Denn das bedeutet, dass Schimmelpilzgase in Ihren Körper eindringen und Ihre Gesundheit beeinträchtigen. Muffiger Geruch = giftige Chemikalien.

Ich wäre nie auf die Idee gekommen, dass Schimmel das Problem in meinem Haus sein könnte. Unser Haus war nicht alt und es roch

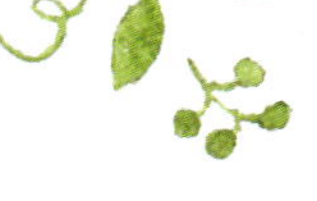

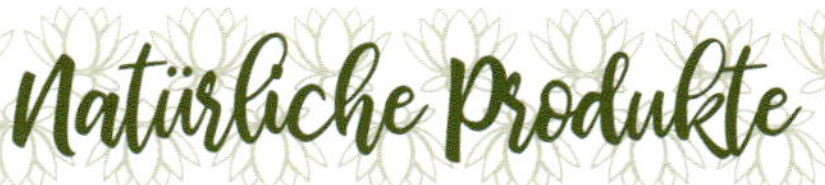


## AUS UNSEREM ONLINESHOP

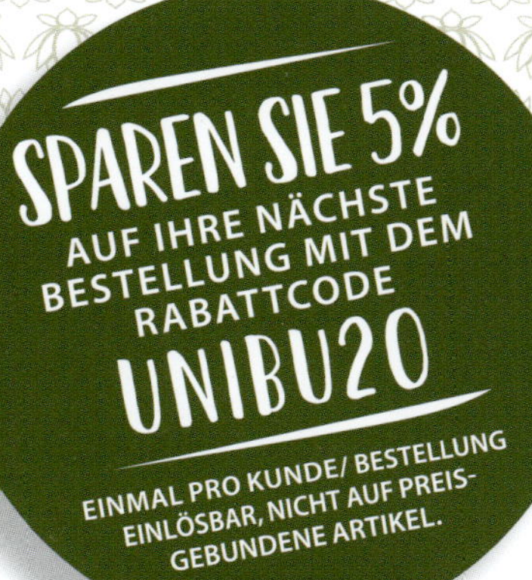


### BIO SCHWARZ-KÜMMELÖL

* IN BIO-QUALITÄT

nativ, ungefiltert und naturrein. Da es nicht gefiltert wird, enthält es alle wertvollen Trüb- und Schwebstoffe der Schwarzkümmelsamen mit ihren Inhaltsstoffen.

500 ml, Best.-Nr. 25837

**€ 16,90**

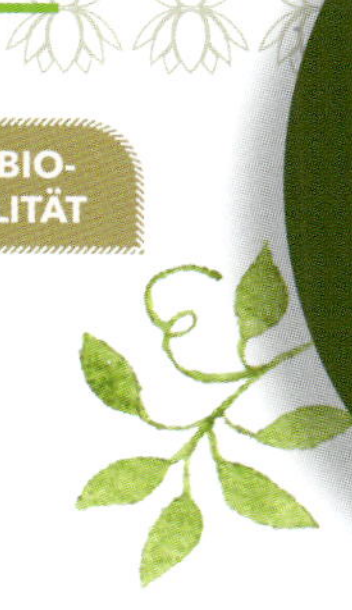

### OPC TRAUBENKERNEXTRAKT

Nahrungsergänzungsmittel mit Traubenkernextrakt aus französischen Weintrauben und Extraktion in Frankreich. Eine Kapsel enthält 400 mg Traubenkern-extrakt, davon 190 mg OPC.

180 Kapseln, Best.-Nr. 25218 • **€ 19,50**

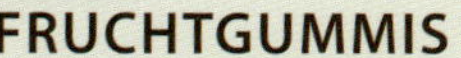

### FRUCHTGUMMIS

Fruchtgummis mit Mission:
VITAL Multivitamin Fruchtgummis von Unimedica läuten eine neue Ära ein!
Die neue, innovative Form der Nahrungsergänzung: Vitamine und Mineralstoffe zum Naschen ohne Zucker.
So nimmt man Vitalstoffe gerne ein!

**Immun Holunder Zink***
40 Stück Best.-Nr. 27966

**Beauty Vitamine***
60 Stück Best.-Nr. 27993

**Vital - Multivitamin***
60 Stück Best.-Nr. 27994
• **€ 9,90**

**Set- Fruchtgummi***
480g Best.-Nr. 28243
• **€ 29,70**

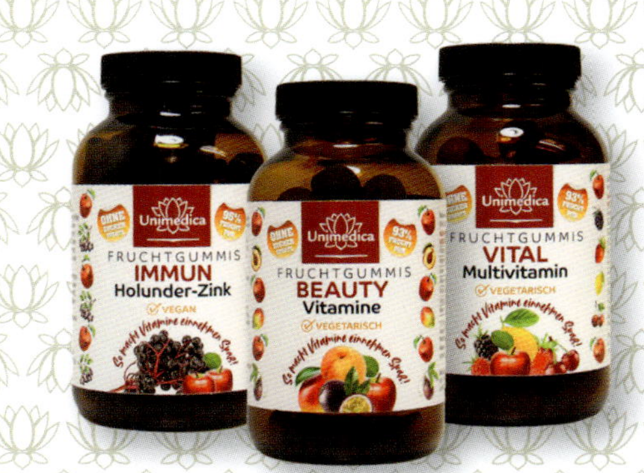


### OREGANO ÖL FORTE

Oregano Öl, 100 % natürlich rein, ohne Zusätze. Jede Flasche Oregano Öl von Unimedica enthält 10 ml ätherisches Oregano Öl. Dieser Oregano Extrakt ist sehr hoch konzentriert und mit 86% Carvocrol intensiver als viele anderen Produkte.

10 ml Best.-Nr. 25778 • **€ 16,90**

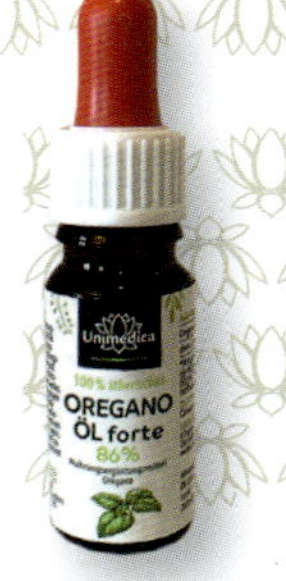

*Unsere*

## BESTSELLER

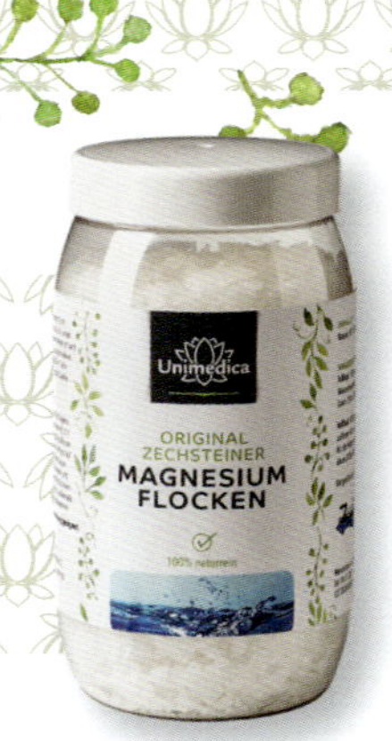


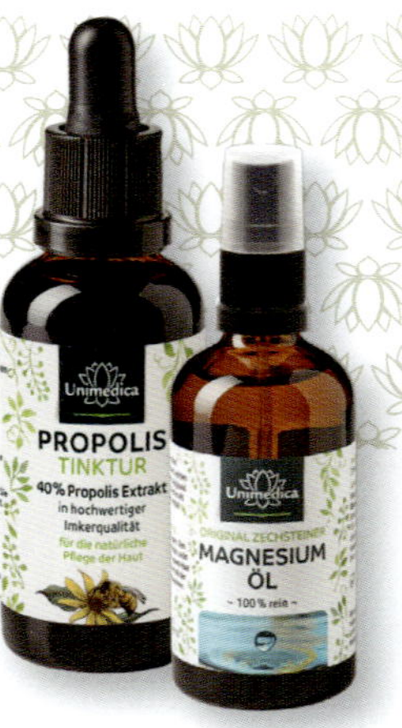


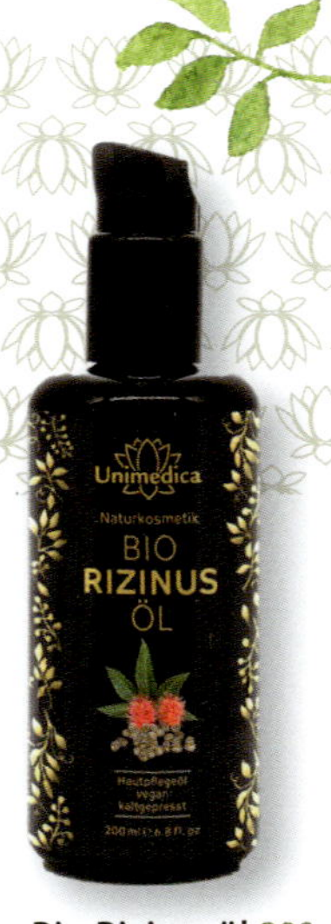


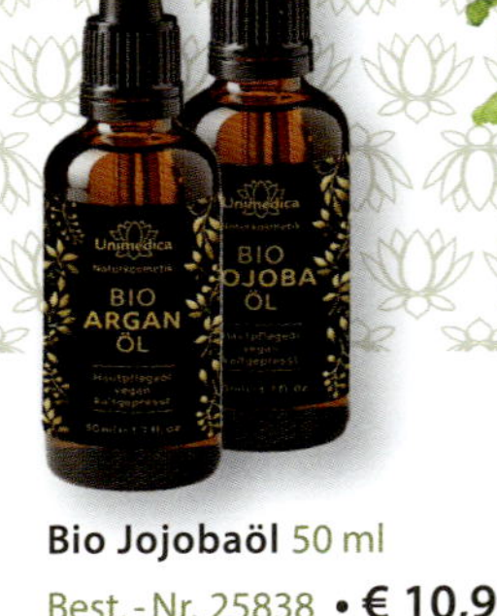


**Bio Jojobaöl** 50 ml
Best.-Nr. 25838 • **€ 10,90**
**Bio Arganöl** 50 ml
Best.-Nr. 25839 • **€ 10,90**

Propolis 30% Tinktur 50 ml
Best.-Nr. 25589 • **€ 19,90**
Magnesium Öl 100 ml
Original Zechsteiner
Best.-Nr. 25552 • **€ 12,50**

**Bio Rizinusöl** 200 ml
Best.-Nr. 26220 • **€ 19,50**

Magnesiumflocken 750 g
Original Zechsteiner
Best.-Nr. 26094 • **€ 12,90**

## BIO SUPERFOODS

**Matcha Pulver Bio**
100 g, Best.-Nr. 25766 • **€ 16,–**
**Rote Beete Pulver Bio**
500 g, Best.-Nr. 25759 • **€ 17,–**
**Hagebuttenpulver Bio**
500 g, Best.-Nr. 25845 • **€ 11,90**
**Curcuma Pulver Bio**
500 g, Best.-Nr. 25851 • **€ 9,90**
**Chiasamen Bio**
500 g, Best.-Nr. 25756 • **€ 6,90**
**Hanfsamen Bio**
500 g, Best.-Nr. 25841 • **€ 8,90**
**Kakao Nibs Bio**
300 g, Best.-Nr. 25761 • **€ 9,50**

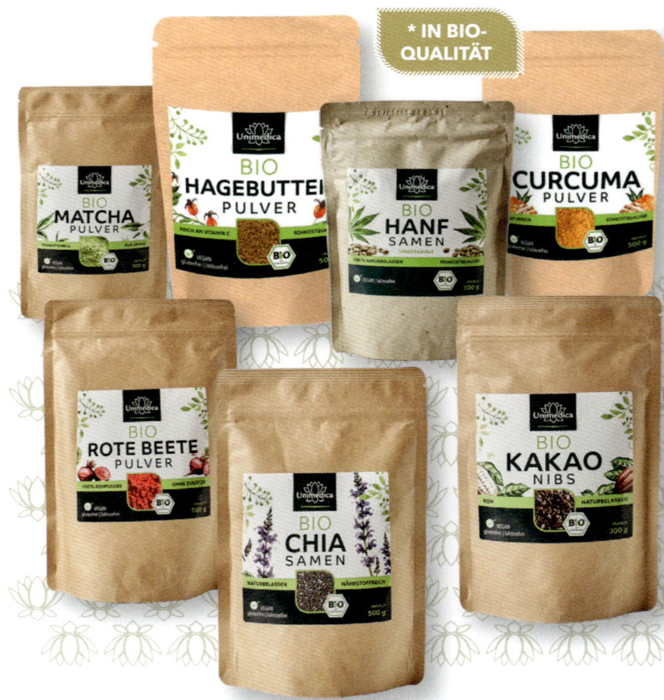


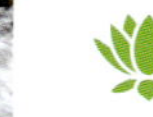

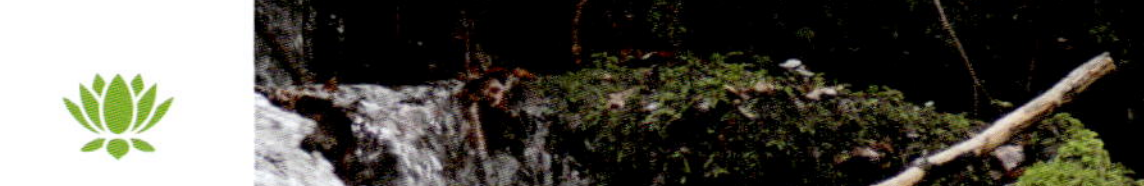

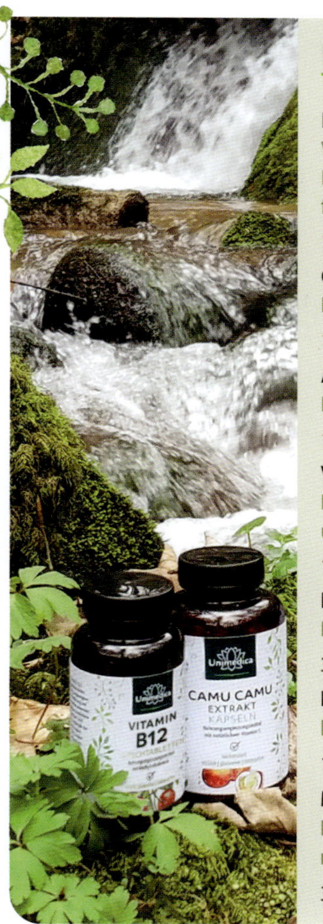


## UNIMEDICA

**BIO Ashwagandha 600 mg**
Wird seit jeher in der ayurvedischen Naturheilkunde aufgrund seiner vielfältigen Eigenschaften sehr geschätzt.
180 Kapseln, Best.-Nr. 25637 • **€ 16,50**

**Camu-Camu-Extrakt 500 mg**
Hochdosiertes natürliches Vitamin C.
120 Kapseln, Best.-Nr. 24911 • **€ 13,50**

**Acerola-Extrakt 494 mg**
Hochdosiertes natürliches Vitamin C.
180 Kapseln, Best.-Nr. 24912 • **€ 19,50**

**Vitamin B12-Lutschtabletten**
Für ein funktionierendes Nerven- und Immunsystem.
100 Tabletten, Best.-Nr. 24913 • **€ 14,90**

**L-Arginin 620 mg**
Hochdosiertes rein pflanzliches L-Arginin.
365 Kapseln, Best.-Nr. 24944 • **€ 18,50**

**Bio-Grapefruit-Extrakt**
Hochkonzentriertes Bio-Grapefruit-Extrakt.
100 ml, Best.-Nr. 24945 • **€ 17,90**

**Magnesium forte 667 mg**
Nahrungsergänzungsmittel mit 400 mg elementares Magnesium
365 Kapseln, Best.-Nr. 25219 • **€ 17,50**

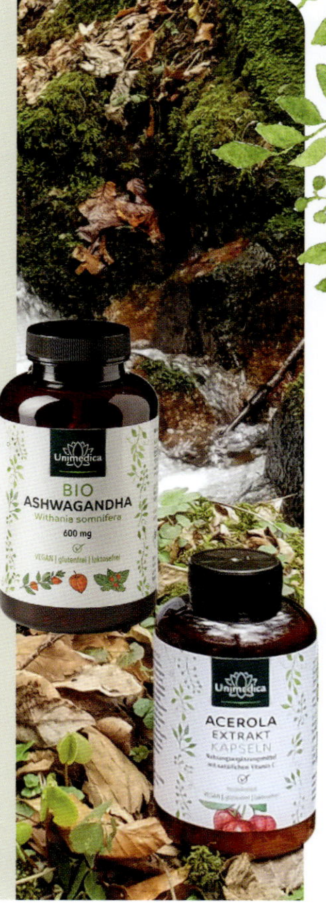


**Veganes Vitamin D3**
30 ml
Best.-Nr. 26320
**€ 22,50**

**Vitamin-D3-Tropfen**
50 ml,
Best.-Nr. 24904
**€ 12,99**

**Vitamin-D3/K2 -Tropfen**
50 ml, Best.-Nr. 24905
**€ 18,90**

**Hyaluronsäure Kapseln**
90 Kapseln,
Best.-Nr. 24906 • **€ 14,50**

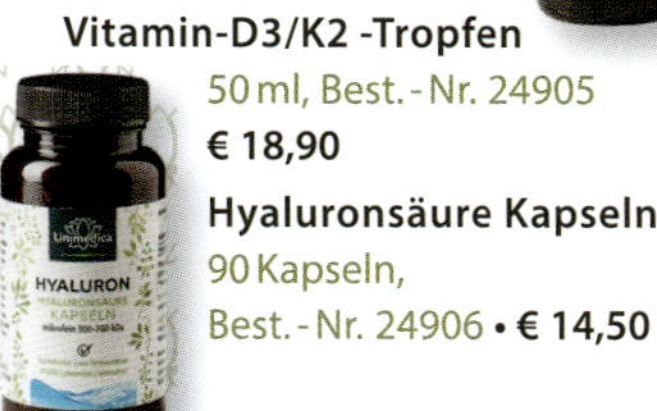


**Schwarzkümmelöl-Kapseln 500 mg**
400 Kapseln, Best.-Nr. 24951
**€ 19,80**

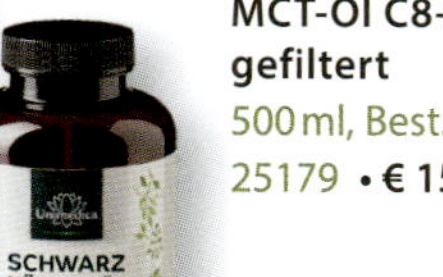


**MCT-Öl C8+C10 gefiltert**
500 ml, Best.-Nr. 25179 • **€ 15,99**

**Bio Hanföl ***
250 ml,
Best.-Nr. 24952
**€ 8,50**

**Bio Kokosöl nativ ***
1000 ml,
Best.-Nr. 24954
**€ 12,90**

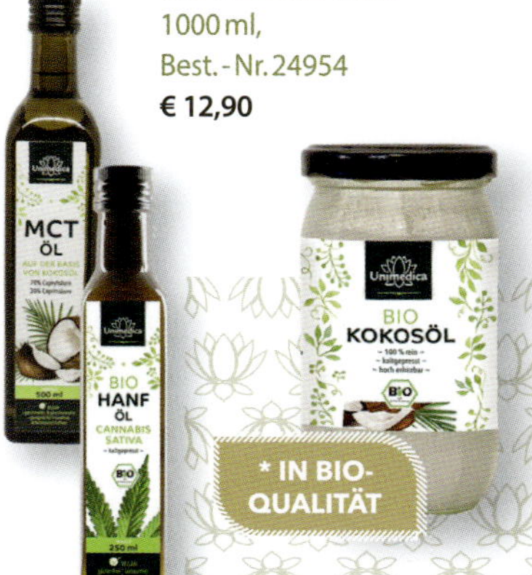


*** IN BIO-QUALITÄT**

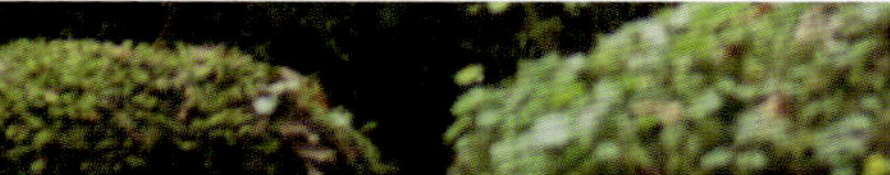

# Weitere Bücher für ein natürlich gesundes Leben

## VON UNIMEDICA

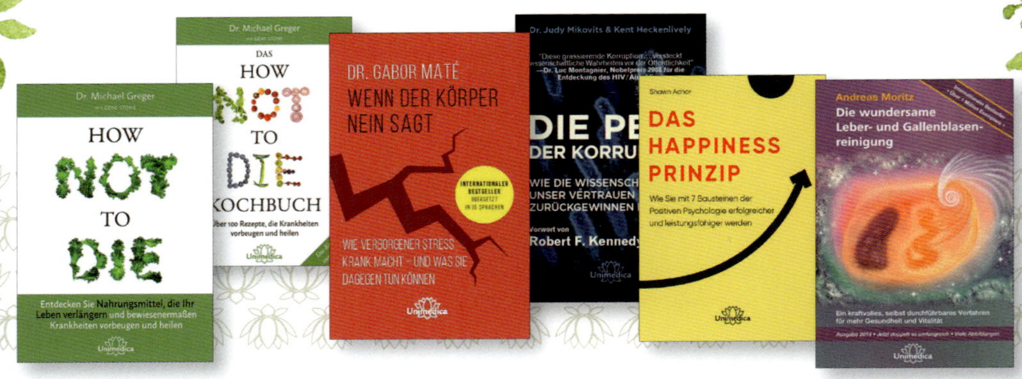


Michael Greger / Gene Stone

### HOW NOT TO DIE

Entdecken Sie Nahrungsmittel, die Ihr Leben verlängern - und bewiesenermaßen Krankheiten vorbeugen und heilen.

512 Seiten, geb., Best.-Nr. 20587 • **€ 24,80**

Michael Greger / Gene Stone

### DAS HOW NOT TO DIE KOCHBUCH

Über 100 Rezepte, die Krankheiten vorbeugen und heilen.

272 Seiten, geb., Best.-Nr. 22997 • **€ 29,–**

Dr. Gabor Maté

### WENN DER KÖRPER NEIN SAGT

Wie chronischer Stress krank macht und was Sie dagegen tun können.

328 Seiten, kart., Best.-Nr. 25537 • **€ 24,80**

Shawn Achor

### DAS HAPPINESS-PRINZIP

Wie Sie mit 7 Bausteinen der Positiven Psychologie erfolgreicher und leistungsfähiger werden

318 Seiten, kart., Best.-Nr. 25290 • **€ 19,80**

Dr. Judy Mikovits / Kent Heckenlively

### DIE PEST DER KORRUPTION

Wie die Wissenschaft unser Vertrauen zurückgewinnen kann.
Mit einem Vorwort von Robert F. Kennedy, Jr.

282 Seiten, geb., Best.-Nr. 25855 • **€ 19,80**

Andreas Moritz

### DIE WUNDERSAME LEBER- UND GALLENBLASENREINIGUNG

Ein kraftvolles, selbst durchführbares ' Verfahren für mehr Gesundheit und Vitalität

496 Seiten, kart., Best.-Nr. 17048 • **€ 22,90**

## Direkt bestellen bei: www.narayana-verlag.de

In unserem Onlineshop führen wir ein großes Sortiment an Büchern über gesunde Lebensführung, Naturkost-Produkte, Superfoods und vieles mehr.

Online finden Sie ausführliche Informationen zu den einzelnen Titeln sowie aussagekräftige Leseproben.



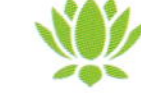

**Bestellhotline:**
**0049 (0) 76 26 97 49 70-0**
**Täglich 7.30 bis 21.00 Uhr, auch am Wochenende**

Narayana Verlag GmbH,
Blumenplatz 2, D-79400 Kandern
info@narayana-verlag.de

Versandkosten: Innerhalb Deutschlands ist Versand von Büchern portofrei, für andere Produkte: € 2,80. Ab Auftragswert von € 29,– ist Versand für alle Produkte portofrei. Österreich, Schweiz: Ab Auftragswert von € 60,– ist Versand portofrei.

Geschäftsführer: Dr. Herbert und Katrin Sigwart, HR: Amtsgericht Freiburg, HRB 413609, Redaktioneller Inhalt: Dr. Katrin Sigwart. Preisänderungen oder Irrtümer sind vorbehalten.

nicht muffig. Ich weiß nicht, wie es Ihnen geht, aber ich brachte Schimmelpilz immer mit älteren Häusern in Verbindung. Ich war davon überzeugt, dass mit unserem Haus alles in Ordnung sei, da ich sehr sensibel auf Schimmel reagiere und keinen Geruch wahrgenommen hatte.

Ich hatte das Problem unterschätzt.

## 3. SCHIMMEL IST EIN TYRANN

Schimmel benimmt sich wie ein Tyrann. Er macht manchen Menschen mehr zu schaffen als anderen. Manche Personen reagieren sensibel auf Schimmel, andere nicht. Schimmel scheint ein Händchen dafür zu haben, sich genau diese sensiblen Menschen herauszupicken. Die Sensibilität hängt ausschließlich von der jeweiligen genetischen Veranlagung und nicht von unserer körperlichen Stärke ab. Ich habe schon Leistungssportler gesehen, die vom Schimmel umgehauen wurden, als sie versuchten, diesen ohne Schutzausrüstung zu entfernen.

Schimmelpilzerkrankungen erinnern mich sehr an die in den Kohlebergwerken eingesetzten Kanarienvögel. Es ist nämlich so, dass wir, wenn wir Umweltgiften in hoher Dosis ausgesetzt sind, alle darauf reagieren, manche Menschen aber schon auf eine geringe Dosis. Letztere kann man mit den Kanarienvögeln im Bergbau vergleichen. Diese warnen die Bergleute, wenn sich giftige Gase so stark anreichern, dass die Dosis schädlich ist und sie sofort die Mine verlassen müssen.

Aber wissen Sie, was mit dem Kanarienvogel geschieht? Er hört auf zu singen, weil er stirbt! Die Kanarienvögel werden durch das Umweltgift so schwer geschädigt, dass sie umkippen. Das ist eine morbide, aber wirkungsvolle Methode, um für die Sicherheit der menschlichen Bergleute zu sorgen.

Jeder **reagiert anders** auf Schimmel

Beherzigen die Bergleute die Warnung durch den toten Vogel nicht, kippen auch sie um.

Bei Schimmel ist es das Gleiche. Er beeinträchtigt jeden anders. Als Erstes reagieren die Kanarienvögel. Der Schimmel macht sich diese Sensibilität zunutze, während der Rest der Welt diesen Menschen kaum Glauben schenkt. Wenn es bei Ihnen jemandem gibt, der wie ein Kanarienvogel davon trällert, dass er sich krank fühlt, und sie einen Feuchtigkeitsschaden hatten, dann hören Sie bitte auf ihn – Ihrer Gesundheit zuliebe.

Die unterschiedliche Sensibilität lässt sich durch die Gene erklären. Jeder einzelne Körper reagiert mit seiner einzigartigen Genetik und dem zugrundeliegenden Gesundheitszustand anders auf toxischen Schimmel. Manche Menschen sind beispielsweise gegen Schimmelsporen allergisch. Andere Menschen nicht. Manche Menschen sind genetisch für Schimmelgifte anfällig, andere Menschen wiederum nicht. Kein Körper reagiert genau wie der andere auf die gleiche Menge an Schimmelsporen oder -giften. Aber ich kann Ihnen garantieren, dass niemand der Gefahr durch Mykotoxine entkommt. Sie wissen ja, dass Armeen sie als Waffen benutzen. Und das aus gutem Grund. Es ist nur eine Frage der Dosierung und der Dauer der Aussetzung.

## 4. SCHIMMEL DRINGT IN IHREN KÖRPER EIN

Schimmel aus einem befallenen Gebäude kann in Ihren Körper eindringen. Wenn Sie in einer schimmeligen Umgebung gelebt oder gearbeitet haben, können Sie auch noch krank sein, nachdem Sie das betroffene Gebäude schon lange nicht mehr betreten haben. Auch wenn Sie dem Schimmel nicht länger ausgesetzt sind, haben Sie ihn auf Ihrer Kleidung und in Ihrem Körper mitgenommen.

Gebäude mit Feuchtigkeitsschäden bilden ungesunde Ökosysteme. Sie beherbergen ziemlich unliebsame Charaktere. So wie bei Mad Max kämpft jeder für sich selbst und man kann niemandem trauen. Überlebenskünstler. Kreaturen wie Pilze, Bakterien und Parasiten.

Sie bilden einen sogenannten Biofilm – eine Schleimschicht aus biologischem Material. Diese bösartige Schleimschicht überlebt in kranken

Umgebungen, indem sie den üblen Kerlen Unterschlupf gewährt und ihnen ein gemeinsames Netzwerk ähnlich dem Darknet zur Verfügung stellt. Die üblen Typen teilen untereinander Überlebensstrategien, während sie aber gleichzeitig darum kämpfen, wer am Ende die Oberhand gewinnen wird. Beispielsweise entscheiden sie mithilfe von gemeinsamen Kundschaftern, ob die Luft rein ist, um sich fortzupflanzen oder ob es sicher ist, neue Sporen auszusenden.

Die Bösewichte im Biofilm versuchen zu gewinnen, indem sie ihre Mitstreiter vergiften. Denken Sie an die Fahrzeuge in Mad Max, die den Konkurrenten die Abgase direkt ins Gesicht blasen. Diese Gase – Mykotoxine und bakterielle Endotoxine – sind es, die uns krank machen.

Die Informationen aus dem Biofilm des befallenen Gebäudes werden mit den ganzen Viechern geteilt, die es sich in Ihrem Körper gemütlich gemacht haben. Der Biofilm dieses Gebäudes wird zum Biofilm in Ihrem Körper.

Sie **tragen das Problem mit sich,** egal, wo Sie hingehen

Das kann sich in Ihren Nasennebenhöhlen, Ihrer Lunge oder in Ihrem Verdauungssystem abspielen. Nur weil Sie das Gebäude verlassen haben, haben Sie das Problem noch längst nicht hinter sich gelassen.

## 5. SCHIMMEL VERURSACHT GIFTIGEN ATEM

Wenn Schimmel in Ihren Körper eindringt, macht er sich vor allem in Ihren Nasennebenhöhlen breit. Er sorgt für schlechten Atem, aber anders als Sie möglicherweise denken. Das ist nämlich nicht der typische stinkende Atem, sondern eher ein giftiger Atem, einer, der Giftstoffe enthält. Weil Schimmelpilze, die man sich in einem Gebäude mit Feuchtigkeitsschaden geholt hat, in den Nasennebenhöhlen in einem Biofilm voller Konkurrenz existieren, geben sie Mykotoxine ab, um jegliches andere Getier zu vergiften, das ihr Territorium besetzen möchte.

Dadurch wird Ihr Atem giftig – für Sie selbst und für andere. Immer, wenn Sie einatmen, atmen Sie Mykotoxine ein. Immer wenn Sie ausatmen, atmen Sie Mykotoxine aus. Inhalierte Mykotoxine werden von Ihrem Körper aufgenommen. Ausgeatmete Mykotoxine können die Menschen in Ihrer Umgebung krank machen. In meiner Praxis konnte ich feststellen, dass Familienmitglieder von Patienten mit Schimmelpilzerkrankung häufig Symptome davon entwickelten, obwohl ihre Mykotoxintests in Ordnung waren.

Manche Menschen bestreiten, dass Schimmelpilze in den Nasennebenhöhlen ein Problem sind. Würden wir uns bei jedermann das Innere der Nase anschauen, würden wir sehen, dass wir alle ein paar Schimmelpilze in unseren Nasennebenhöhlen haben. Wenn also alle dort Pilze haben, warum werden dann manche Menschen krank und andere nicht?

Der Grund? Der Aufenthalt bzw. das Wohnen in einem Gebäude mit Feuchtigkeitsschaden macht den großen Unterschied.

> **Der Aufenthalt in einem Gebäude mit Feuchtigkeitsschaden ist der Faktor,** der aus normalen Pilzen in den Nasennebenhöhlen die richtig gefährlichen Pilze macht

Forscher bezeichnen dies als Kolonialisierung, weil es sich nicht wirklich um eine Infektion handelt.

Werden die Pilze in Ihrer Nase erst einmal dem ungesunden Ökosystem eines Gebäudes mit Feuchtigkeitsschaden ausgesetzt, verwandeln sie sich in Kriminelle. Eine einst friedlich miteinander lebende Kolonie wird zu einem apokalyptischen Milieu.

## 6. SCHIMMEL VERSCHWINDET NICHT KAMPFLOS

Wenn Schimmel stirbt, dann geht er mit gezogener Waffe unter. Sterbende Schimmelpilze spucken noch mehr Mykotoxine aus als gesunde. Und als ob das noch nicht schlimm genug wäre, wird jedes Mykotoxin in Anwesenheit anderer Mykotoxine nur noch giftiger. Das nennt sich additive Wirkung. In einem typischen Gebäude mit Feuchtigkeitsschaden versucht mehr als eine Schimmelpilzart die Oberhand zu gewinnen.

Denken Sie nur an Mad Max. Mit gezogenen Waffen werfen ganze Kolonien von sterbenden, total üblen Biofilmtypen Gasbomben und verpesten die gesamte Umgebung. Der Schimmelpilz ruft sozusagen: „Wenn ich untergehe, dann reiße ich dich mit."

In bestimmten Konzentrationen akkumulieren sich die Mykotoxine im Mobiliar des Gebäudes – um dann im Laufe der Zeit wieder an die Umwelt abgegeben zu werden. Darum geht es manchen Menschen nicht besser, nachdem der Schimmel entfernt wurde. Die Mykotoxine befinden sich noch im Inventar des Gebäudes.

Ein weiteres Problem am sterbenden Schimmelpilz ist, dass er in kleine Partikel zerfällt. Diese Teilchen werden in alarmierender Geschwindigkeit gebildet. Eine einzige Spore kann sich in 500 Partikel aufteilen. Diese sind kleiner als Sporen, aber nicht so klein wie Mykotoxine. Wie in der Abbildung der Lunge zu sehen, können diese Partikel weit in die Lunge vordringen und deren Verteidigungssystem durchbrechen. Dort setzen sie sich fest und schädigen ständig das Lungengewebe. Die Partikel enthalten DNA-bindende Proteinstücke, die allergische Reaktionen hervorrufen.

Aufgrund der Mykotoxin-Zunahme und der Bildung von Partikeln, rate ich davon ab, die Schimmelentfernung selbst durchzuführen, insbesondere dann, wenn Sie bereits Symptome haben. Das ist die Sache nicht wert. Rufen Sie einen Fachmann.

## 7. SCHIMMEL MACHT SIE SCHWACH

Schimmel schwächt auf mehrere Arten die Immunabwehr. Mykotoxine reduzieren die Fähigkeit des Immunsystems, Infektionen zu bekämpfen. Vielleicht fällt Ihnen auf, dass Sie häufiger krank werden. Oder dass Sie, wenn Sie krank sind, mit der Infektion nicht so gut zurechtkommen wie sonst. Menschen mit einer Schimmelpilzerkrankung berichten häufig, dass Erkältungen ewig dauern oder sich immer auf die Nasennebenhöhlen niederschlagen. Auch Asthma flammt häufig auf.

Wenn Sie bereits ein durch Schimmelpilze beeinträchtigtes Immunsystem haben, kann es auch sein, dass Sie überhaupt keine Erkältungen bekommen. Schimmel kann das Immunsystem auf genetischer Ebene umprogrammieren. Mit dieser neuen Programmierung werden die Menschen nicht im klassischen Sinne krank, sondern fühlen sich die ganze Zeit irgendwie kränklich, wissen aber nicht, warum. Virale Infektionen werden chronisch und verlaufen unter dem Erkennungsradar der Ärzte.

Das Immunsystem ist nicht nur dafür verantwortlich, Infektionen zu bekämpfen, sondern auch den Müll im Körper zu beseitigen. Personen mit Mykotoxinvergiftung werden vom überschüssigen Müll in ihrem Körper träge. Das ist eine der Arten, auf die Schimmel das Krebsrisiko erhöht.

Wir fühlen uns zu schlapp, um rauszugehen. Wir bleiben in der krankmachenden Umgebung und irgendwann haben die Mykotoxine eine kanzerogene Menge erreicht. Giftiger Schimmel ist besonders für jene Personen krebserregend, die an chronischen Virusinfektionen leiden – eine ungerechte Doppelbelastung.

## 8. SCHIMMEL VERURSACHT HEISSHUNGERATTACKEN

Ich habe ja schon erwähnt, dass Schimmel zum Überleben nur ein bisschen Kohlenhydrate benötigt. Was glauben Sie also, wonach es den Menschen mit Schimmelpilzkolonien in den Nasennebenhöhlen gelüstet? Kohlenhydrate! Je einfacher diese sind, umso besser. Mit einfachen Kohlenhydraten meine ich Nudeln, Brot, Kekse, Cracker, Muffins, Müsli und alles, was aus Mehl besteht. Aber am liebsten ist es dem Schimmel, wenn Sie direkt nach Zucker greifen: Zucker in Ihrem Kaffee, brauner Zucker in Ihrem Haferbrei – und Süßigkeiten.

Der Zucker in Alkohol ist dem Schimmel sogar am liebsten.

> Schimmel sorgt für **Heißhunger auf Zucker**

Wird der Schimmel nicht gefüttert, stirbt er langsam in Ihrem Körper.

Während er stirbt, gibt er giftige Chemikalien ab, die sich auf den Weg in Ihr Gehirn machen und Ihr Denken beeinflussen. Menschen, die an Schimmelpilz erkrankt sind, berichten, sie hätten ohne Süßigkeiten ein Gefühl von dichtem Nebel im Gehirn. So wie Tom Hanks in dem Film *Joe gegen den Vulkan*, bei dem eine „Gehirnwolke" diagnostiziert wird.

Diese Chemikalien verstärken auch Schmerzen im gesamten Körper. Kein Wunder also, dass die Menschen Süßigkeiten essen! Das ist besser, als sich benommen zu fühlen oder Schmerzen zu haben. Noch besser wäre es natürlich aber, die Schimmelpilzerkrankung behandeln.

Ich habe bereits erklärt, dass sich Schimmelpilze in den Nasennebenhöhlen breit machen, aber kleine Mengen können auch in die Lunge und den Darm wandern. Bei manchen Menschen, insbesondere denen, die lange Cortison einnehmen, bilden die Schimmelpilze im Darm einen dichten Biofilm. Dieser Biofilm beherbergt einen Darmpilz namens Candida, der die Nahrung für sich selbst beansprucht und die Nährstoffaufnahme durch die Darmschleimhaut behindert. Bei denjenigen, die an Schimmelpilz erkrankt sind, können wir merkwürdige Gelüste beobachten, wenn sie versuchen, ausreichend Nährstoffe zu bekommen.

### 9. DURCH SCHIMMEL KANN MAN SICH VERRÜCKT, WIE BENEBELT UND TRÄGE FÜHLEN

Betroffene werden häufig missverstanden. Womöglich haben sie auch das Gefühl, ein bisschen verrückt zu sein. Wenn sie Kanarienvögel sind, fühlen sie sich wahrscheinlich schon schlecht, ehe es den anderen in ihrem Umfeld so ergeht. Die Symptome, die sie verspüren, sind echte, körperliche Symptome. Schimmelpilzsymptome sind vage, zeigen sich in ganz verschiedenen Bereichen und können schnell als etwas anderes abgetan werden.

Schimmelpilze wirken sich auf jeden Menschen anders aus. Häufig ist nicht erkennbar, dass Schimmelpilze überhaupt hinter dem Problem stecken, weil sie so leicht zu übersehen sind. Darum haben viele Betroffene das Gefühl, Hypochonder zu sein. Sie fragen sich, ob andere sich auch so fühlen. Nur Mut, Kanarienvögel! Ihr seid nicht verrückt. Ein einfacher medizinischer Test kann Ihre geistige Gesundheit bestätigen. Siehe Abschnitt 1.4 *Diagnose & Tests*.

Ich verwende das Wort „benebelt“ zur Beschreibung der kognitiven Schwierigkeiten und Veränderungen der Sehstärke, die ich bei meinen Schimmelpilzpatienten beobachtet habe. Viele sagen, es würde sich anfühlen, als wäre man beschwipst. Sie schaffen es einfach nicht, ihr Hirn richtig zum Laufen zu bringen. Häufig ist auch die Sehkraft beeinträchtigt, sodass sie unscharf sehen. Manche berichten auch von Problemen bei der Fokussierung, so als ob das linke und das rechte Auge nicht mehr koordiniert wären. Diese Veränderungen der Sehkraft kommen und gehen, weshalb die Menschen es der Müdigkeit zuschreiben.

Menschen mit einer Schimmelpilzerkrankung klagen häufig darüber, dass sie sich müde fühlen – nicht so müde, dass sie ständig schlafen könnten, sondern eher im Sinne von erschöpft oder ausgelaugt. Manche beschreiben es, als würden sie mit „schwacher Batterie“ laufen. Manchmal werden sie wieder munter, wenn sie aus der kranken Umgebung herauskommen, aber nicht immer. So einfach ist es nicht. Schimmelpilzpatienten haben die Schimmelschurken in ihren Nasennebenhöhlen und schleppen das Problem also mit sich. Wissenschaftler haben eine starke Korrelation gefunden zwischen Menschen mit chronischem Erschöpfungssyndrom und Menschen, die sich in Gebäuden mit Wasserschaden aufhalten. Es ist keine Faulheit; es ist eine Krankheit.

## 10. SCHIMMEL VERURSACHT ALLERGIEN

Wenn Sie sich länger in einem Gebäude mit Feuchtigkeitsschaden aufgehalten bzw. darin gelebt haben, können Sie Allergien entwickeln. Und zwar Allergien gegen alles Mögliche. Natürlich kann es sich dabei um eine Allergie gegen Schimmelpilze handeln, aber auch gegen Pollen, Gräser, Staub, Tierhaare und so weiter. Man kann gegen alles allergisch werden. Jemand, mit dem ich mal zusammengearbeitet habe, hatte eine Allergie gegen Weintrauben, es ist also alles möglich.

Schimmel verursacht allergische Reaktionen gegen alles, dem sie regelmäßig ausgesetzt sind. Im Abschnitt „Schimmel macht Sie schwach" habe ich beschrieben, wie Schimmelpilze Ihr Immunsystem umprogrammieren können. Ihr Immunsystem wird nicht nur durch diese Umprogrammierung anfällig für Virusinfektionen, sondern reagiert auch überempfindlich. Pollen haben es nicht auf Sie abgesehen, aber es kann sich eindeutig so anfühlen, als wäre man dagegen allergisch. Allergische Reaktionen sind furchtbar und kräftezehrend.

Ein Anzeichen dafür, dass eine Allergie durch Schimmelpilze verursacht worden sein kann: Wenn eine normalerweise gesunde Person entweder umgezogen ist oder eine neue Arbeitsstelle angetreten hat und in der nächsten Saison eine neue Allergie entwickelt, sollten Sie an Schimmel denken. Ziemlich oft verschwinden diese Allergien wieder, wenn man das Schimmelproblem angeht.

### 11. SCHIMMEL VERURSACHT NAHRUNGSMITTELUNVERTRÄGLICHKEITEN

Wenn Sie Schimmel ausgesetzt sind, können Sie Nahrungsmittelunverträglichkeiten entwickeln. Genau wie im vorigen Abschnitt können Sie allergische Reaktionen auf alles entwickeln, was sie regelmäßig essen. Unter dem Einfluss von Schimmel fängt Ihr Körper an, häufig zu sich genommene Nahrungsmittel als ständige Bedrohung anzusehen, als etwas, das man angreifen muss. Das kann zu Blähungen und Entzündungen im Darm führen.

Es kann sein, dass wir mit dem Essen Mykotoxine aufnehmen. Das kann auch bei unseren Haustieren der Fall sein. Mykotoxine finden sich oft in Getreide, Mehl und Trockenobst. Schimmelpilze tragen zum wachsenden Trend der Getreideallergien bei. Wenn Mykotoxine in den Verdauungstrakt wandern, zerstören sie die Darmschleimhaut. Unsere klugen Körper versuchen die Giftstoffe loszuwerden, indem sie den Dickdarm fluten und somit Durchfall verursachen. Anschließend kann es zu Verstopfung kommen. Häufig haben von Schimmelpilz betroffene Menschen einen Reizdarm, der zwischen Verstopfung und

Durchfall wechselt oder, wie es eine meiner Patientinnen mal so treffend beschrieb, „Durchstopfung".

## 12. DURCH SCHIMMEL REAGIERT MAN AUF CHEMIKALIEN SENSIBEL

Mykotoxine sind giftige Chemikalien, die so sicher wie möglich aus dem Körper ausgeleitet werden müssen. Für diese Aufgabe verlassen wir uns auf unsere Leber und unsere Nieren. Diese Organe sorgen dafür, dass Mykotoxine weniger gefährlich sind, indem sie sie im Stuhl und im Urin verpacken.

Leider produzieren Schimmelpilze deutlich mehr Mykotoxine als unser Körper bewältigen kann. Ein knapp sieben Quadratzentimeter großer Schimmelpilzbefall kann über eine Million Sporen enthalten. Tagtäglich gibt der Schimmel ununterbrochen toxische Gase ab. Das ist viel zu viel giftiges Gas, als dass unsere Leber und Nieren das schaffen könnten. Sie können nicht mehr mithalten und geraten in Rückstand.

Wenn Organe mit ihrer Arbeit in Rückstand sind, können sie ihre normale Arbeit nicht erledigen, die darin besteht, auch all die anderen Chemikalien zu verarbeiten, mit denen wir jeden Tag konfrontiert werden. Chemikalien in Parfümen, Putzmitteln, Körperpflegeprodukten und Kerzen können dann schwer zu verarbeiten sein. Sehr häufig greifen Menschen mit Schimmelpilzerkrankung zu unparfümierten und natürlichen Produkten.

## 13. DURCH SCHIMMEL REAGIERT MAN SENSIBEL AUF ELEKTROMAGNETISCHE FELDER

Auf Zellebene verändert der Schimmel Ihre Sensibilität gegenüber elektrischen Strömen. Elektromagnetische Felder, wie beispielsweise WLAN, bewirken dasselbe. Betroffenen von Schimmel fällt es schwer, sich in der Nähe von elektromagnetischen Feldern aufzuhalten, weil Schimmel ihre Sensibilität gegenüber elektrischen Signalen beeinträchtigt. Das ist alles sehr vereinfacht erklärt, aber ich wollte dieses häufige, wenn auch selten untersuchte Phänomen zumindest anschneiden.

Tatsächlich produzieren wir „gute" elektromagnetische Felder in unserem Körper, wenn wir unser Skelettsystem und unsere Muskeln bewegen – mit anderen Worten, wenn wir Sport treiben. Obwohl diese elektromagnetischen Felder „gut" sind, fühlen sie sich für einen sensibilisierten Menschen nicht gut an. Menschen, die sich in einem Gebäude mit Feuchtigkeitsschaden aufhalten mussten, bewegen sich immer weniger, um die Belastung durch elektromagnetische Felder zu reduzieren.

Da ist die Sache mit der Faulheit wieder. Schimmel wäre überglücklich, wenn Sie nur lange genug herumlägen, damit er Sie kompostieren kann. Autsch! Achten Sie darauf, ihn zu bekämpfen und in Bewegung zu bleiben.

## 14. SCHIMMELPILZERKRANKUNGEN SIND SCHWER ZU IDENTIFIZIEREN

Bei den meisten Menschen entwickelt sich die Schimmelpilzerkrankung langsam über einen Zeitraum einiger Monate. Sie haben uneindeutige, gering ausgeprägte Symptome, die sich wahrscheinlich von denen anderer Menschen unterscheiden, die den gleichen Schimmelpilzen ausgesetzt sind. Da sich Schimmel in einem Gebäude verstecken kann, werden die Symptome oftmals nicht auf Schimmelpilze zurückgeführt. Ein Hinweis auf Schimmelpilze kann sein, wenn sich die Symptome an regnerischen Tagen, nach der Schneeschmelze, bei Veränderungen des barometrischen Drucks und nach dem Verzehr von Kohlehydraten verschlechtern.

Sogar erfahrenen Ärzten fällt es schwer, Schimmel zu diagnostizieren. So ging es mir auch. Ich brauchte ein klinisches Hilfsmittel, weshalb ich „Cristas Schimmelpilz-Fragebogen" entwickelte. Sie können ihn alleine ausfüllen und anschließend Ihrem Arzt geben. Benutzen Sie ihn, um sich einen Überblick zu verschaffen, ob Sie von Schimmelpilzen betroffen sein könnten, sowie hinterher immer wieder während der Behandlung zur Dokumentation Ihrer Fortschritte. Kreuzen Sie alle Kästchen an, die auf Sie zutreffen, und berechnen Sie Ihr Ergebnis.

## 15. SCHIMMELPILZERKRANKUNGEN WERDEN OFT FALSCH DIAGNOSTIZIERT

In konventionellen medizinischen Kreisen wird Schimmel missverstanden. Das Gespräch über Schimmelpilzerkrankungen hört sozusagen bei der „Sporenkrankheit“ auf. Mit „Sporenkrankheit“ meine ich Symptome, die eine direkte Reaktion auf Schimmelpilzsporen darstellen. Häufig wird dies als Schimmelpilzallergie bezeichnet.

Eine Schimmelpilzallergie ist natürlich schlimm, aber nur ein Teil eines viel komplexeren Bildes. Schimmelmykotoxine sind ein viel größeres Problem und richten größeren Schaden an. Wenn ich von Schimmelpilzerkrankung spreche, dann meine ich damit sowohl „Sporen“- als auch „Mykotoxin“-Erkrankungen.

Sporen können Augen, Nase, Hals, Nasennebenhöhlen, Innenohr und Lunge reizen, während sich Mykotoxine viel weiter ausbreiten können. Sie können in unseren Körper gelangen, indem wir sie einatmen oder essen. Wir können sie auch über unsere Haut aufnehmen. Mykotoxine schädigen Atemwege, Augen, Ohren, Darm, Leber, Nieren, Haut, Nerven, Immunsystem, Knochenmark, Blase und Hirn. Bei so vielen Bereichen ist es schwer, ein Symptom als Schimmelpilzerkrankung auszumachen.

SYMPTOME DER SPORENALLERGIE + SYMPTOME VON MYKOTOXINEN
**= SCHIMMELPILZERKRANKUNG**

Regen Sie sich nicht auf, falls Ihr Arzt mit Ihnen noch nie über Schimmelpilzerkrankungen gesprochen hat. Ihr Arzt möchte Ihnen helfen, darum ist er/sie Arzt bzw. Ärztin geworden. Das ist kein Mangel an Interesse oder Fürsorge, sondern liegt einfach nur daran, dass er oder sie nicht weiß, dass Schimmelpilze Schaden anrichten können. Ich biete für die unterschiedlichsten Ärzte professionelle Lehrgänge an und viele sind dankbar, wenn man ihnen das Problem bewusst macht, und möchten mögliche Lösungen erfahren, unabhängig davon, ob sie eine naturheilkundliche Ausbildung haben oder nicht. Ärzte möchten ihren Patienten helfen.

Ich glaube, das Hauptproblem war der Mangel an allgemein anerkannten Labortests, weshalb es schwer war, die Exposition gegenüber den toxischen Aspekten von Schimmelpilzen nachzuweisen: den Mykotoxinen, Alkoholen, Aldehyden und flüchtigen organischen Verbindungen. Jetzt, wo sich die Tests verbessern, wird die medizinische Gemeinde hoffentlich besser informiert und kann den Schimmel erwischen, wenn er Probleme bereitet.

### 16. SCHIMMEL WIRD MEISTENS VERTUSCHT

Die Sache ist die, dass eine Schimmelpilzerkrankung unerkannt vor sich hin wuchern kann. Die *Occupational Safety and Health Association (OSHA)*, der Verband für Arbeitssicherheit und Gesundheitsschutz, schätzt, dass in einem von vier Gebäuden ein so großer Feuchtigkeitsschaden entstanden ist, dass sich Schimmelpilze negativ auf die menschliche Gesundheit auswirken. Das bedeutet, dass unendlich viele Menschen diesem Risiko ausgesetzt sind.

Leider gibt es Menschen, die Informationen über Schimmelpilzerkrankungen unter den Tisch kehren möchten. Viele Schimmelgeschichten beginnen mit einer Horrorstory über Studentenbuden, Kellerwohnungen, Sommercamps, Freiwilligenarbeit oder damit, der neue Kollege zu sein, der die lästigen Putzarbeiten übernehmen musste.

In vielen Schimmelgeschichten kommt auch eine Person vor, die von dem Schimmelpilzproblem wusste, aber unehrlich war und das Problem vertuscht hatte. Zu denen, die dadurch Geld verlieren könnten, gehören Versicherungen, Vermieter, Unternehmen, in denen die Mitarbeiter Schimmel ausgesetzt sind, und Wohnungs-/Hauseigentümer, die mit Maklern unter einer Decke stecken. Lassen Sie sich nichts vormachen – hier geht es nur ums Geld.

Ich war zum Beispiel vor kurzem zu einer Konferenz in einer sehr schönen Ferienanlage. Nach und nach kamen immer mehr Konferenzteilnehmer zu mir und klagten über Symptome, die sie in einem bestimmten Konferenzraum verspürten: Gehirnnebel (oft auch „Brain Fog“ genannt), Verwirrung,

Schläfrigkeit, laufende Nase, Halsschmerzen, Schleim, der von der Nase in den Rachen tropft, Herzrasen – um nur ein paar zu nennen. Weil Konferenzen teuer sind, versuchten sie, die Symptome auszuhalten, um die Informationen zu hören, für die sie bezahlt hatten. Doch letztlich wurde das Management kontaktiert und ich als Schimmelpilzexpertin hinzugerufen.

Sobald ich den Raum betrat, sah ich das Problem. An der Decke erkannte ich einen Schimmelbereich durch ein undichtes Dach. Da lag eindeutig ein Feuchtigkeitsschaden vor, Holz schimmelte und war von feinem, weißem Staub bedeckt. Als ich das Management darauf hinwies, behaupteten sie, das sei kein Schimmel, sondern nur Staub. Ich fragte nach dem Test, der als Beweis erfolgt sei, weil es unmöglich ist, Schimmel rein optisch zu diagnostizieren. Dafür müssen wissenschaftliche Proben und diagnostische Tests erfolgen.

Solche Tests waren nie durchgeführt worden. Man sagte mir, der Hausmeister hätte einen Fachmann gerufen, der gesagt hätte, es handele sich nicht um eine schlimme Art von Schimmel, weshalb man es so belassen hatte. Man hatte beschlossen, Geld zu sparen und das Problem zu ignorieren.

Übrigens hörten die Organisatoren der Konferenz auf ihre Teilnehmern und wechselten den Raum. Statt das Material zu entfernen, ignorierten die Betreiber der Ferienanlage das Problem, um Geld zu sparen. Doch rentierte sich das letzten Endes überhaupt?

Jegliche Formen von Schimmel und Mehltau in Innenräumen sind schlechte Nachrichten! Manche sind schlimmer als andere, aber alle setzen giftige Gase frei.

> Schimmel in Innenräumen ist **nie gut** – NIE!

Ja, dazu gehört auch Mehltau. Mehltau gehört zur Familie der Schimmelpilze. Zwar nicht zur Familie der toxischen Innenraumschimmelpilze, aber dennoch gibt Mehltau viele der gleichen Chemikalien ab, wie zum Beispiel flüchtige organische Verbindungen. Das ist nichts Gutes für die Luft, die Sie einatmen.

## 1.2 Kennen Sie Ihren Feind

Die Fuge zwischen den Trockenbauwänden, die an meiner Küchendecke immer weiter aufriss, war scheinbar schon seit Wochen dagewesen. Ich hatte sie nicht bemerkt, meine Familie hingegen schon, aber sie hatte gedacht, ich wüsste es. In diesen Wochen wuchsen Abermillionen Schimmelsporen hinter der Trockenbauwand, zwischen der Dusche im oberen Stock und der darunterliegenden Decke. Schimmel kann auf feuchten Oberflächen innerhalb von 24 bis 48 Stunden wachsen. Natürlich ist es am besten, achtsam zu sein und auf jedes Feuchtigkeitsproblem sofort zu reagieren, aber was soll man tun, wenn man es nicht bemerkt hat?

Es folgen die häufigsten Schimmelpilze und Mykotoxine, die Sie in Innenräumen finden können. Die meiste Aufmerksamkeit bekommt dabei der „schwarze Schimmel", auch Stachybotrys genannt, aber alle Mykotoxine sind für die menschliche Gesundheit schädlich. Das müssen Sie nicht wissen, um gesund zu werden. Dieses Wissen wird nicht abgefragt, sondern ist nur für die „Nerds" unter uns, die das interessant finden. Aber möglicherweise hilft es Ihnen, die einzelnen Punkte miteinander zu verbinden, wenn Sie sich Ihren Körper genauer anschauen.

| MYKOTOXIN | SCHIMMELPILZSTAMM |
|---|---|
| **Aflatoxin** | Aspergillus flavus<br>Aspergillus parasiticus |
| **Chaetoglobosin A** | Chaetomium globosum |
| **Enniatin B** | Fusarium-Spezies |

| MYKOTOXIN | SCHIMMELPILZSTAMM |
| --- | --- |
| **Gliotoxin** | Aspergillus fumigatus |
| **Ochratoxin A** | Aspergillus ochraseus<br>Aspergillus niger<br>Penicillium verrucosum<br>Penicillium nordicum<br>Penicillium chrysogenum |
| **Roridin E** | Stachybotrys chartarum<br>Fusarium-Spezies |
| **Sterigmatocystin** | Aspergillus versicolor |
| **Verrucarin A** | Stachybotrys chartarum<br>Fusarium-Spezies |
| **Zearalenone** | Fusarium-Spezies |

Vergessen Sie nicht, dass Schimmelpilze in Innenräumen auch andere Chemikalien absondern, wie beispielsweise flüchtige organische Verbindungen, Aldehyde und Alkohole.

## FALLBEISPIELE

Ich weiß nicht, wie es Ihnen geht, aber ich kann mir Erfahrungsberichte immer besser merken als Tabellen und Auflistungen. Darum streue ich immer wieder welche ein, falls Sie genauso lernen wie ich. Bei diesen Geschichten fällt Ihnen möglicherweise auf, dass es kein einheitliches Bild der Schimmelpilzerkrankung gibt. Sie kann bei jedem Menschen anders verlaufen und viele unterschiedliche Symptome hervorrufen.

Vielleicht fällt Ihnen auch auf, dass die meisten Personen in den Geschichten andere Diagnosen bekommen hatten, die die Symptome hätten erklären können. Ebenfalls fällt Ihnen wahrscheinlich auf, dass sich der Held der Geschichte besser fühlt, nachdem er den Schimmel behandelt hat und sich die stärkste Verbesserung einstellt, wenn er der schimmeligen Umgebung entflieht. Sich die Geschichten anderer Menschen anzuhören, macht die Sache nicht nur interessant, sondern gibt auch Hoffnung. Wenn Sie sich mit einer Schimmelpilzerkrankung herumschlagen, hoffe ich, dass Sie eines der Fallbeispiele dazu bewegt, alles zu tun, damit Sie sich besser fühlen.

Jetzt ist Geschichtenzeit!

### FALLBEISPIEL | **DER MYSTERIÖSE FALL DES VERLETZTEN HOCKEYSPIELERS**

Die Mutter einer Hockeyfamilie kam mit ihrem Teenagersohn zu mir, der sich im Nacken schmerzhaft einen Nerv eingeklemmt hatte. Die Schmerzen gingen nicht weg und ruinierten seine Aussichten auf eine Karriere im Hockeysport. Talentscouts wollten ihn für die jeweiligen Colleges anwerben, aber der eingeklemmte Nerv war so schlimm geworden, dass er Lähmungserscheinungen und Schmerzen bis in den Arm hatte. Außerdem hatte er ständig Ohrgeräusche.

Der Physiotherapeut verschrieb ihm eine Zwangspause und zeigte ihm Übungen. Die Beschwerden besserten sich, allerdings verschlechterten sie sich sofort, als er das Training wieder aufnahm. Es wurde ein ganzes Team an Spezialisten zurate gezogen – ein Neurologe, ein Rheumatologe, ein Physiotherapeut, ein Chiropraktiker, ein Masseur und letztlich sogar ein Psychiater, falls es eine reine Kopfsache war. Nichts schien zu helfen. Es ging ihm immer wieder schlechter, sobald er mit dem Training anfing. Das arme Kind versuchte alles – spezielle Ernährung, Übungen, psychologische Beratung, aber trotzdem besserte sich der eingeklemmte Nerv nicht. Er wollte, dass sich sein Zustand verbesserte und er wieder Hockey spielen konnte, aber er hatte einfach kein Glück.

Als ich seine Symptome gründlich untersuchte, bekam ich mehr Informationen. Ich erfuhr, dass er sich darüber aufregte, wie oft er vom Eis gehen musste, um zu pinkeln. Dieses Problem trat nur auf, wenn er auf dem Eis war. Außerdem erwähnte er faulig riechende Blähungen und Heißhunger auf Süßigkeiten. Er klagte auch über eine lange Vorgeschichte von Ischialgie vom Schlittschuhlaufen, die sich immer beim Training zeigte, aber er hatte gelernt, damit zu leben. Weiterhin berichtete er über Ausschlag an den Stellen, wo die Schoner seine Haut berührten, und über juckenden Fußpilz. Doch er meinte: „Alle Hockeyspieler haben Hautprobleme."

Immer wenn ich häufiges Urinieren in Kombination mit Ohrgeräuschen, Nervenschmerzen und Hautausschlag beobachte, stehen Schimmelpilze auf meiner Liste der möglichen Ursachen. Kommen dann noch Fußpilz, Heißhunger auf Süßigkeiten sowie Blähungen hinzu, habe ich Schimmelpilze direkt im engeren Verdacht.

Wir schauten uns seine Umgebung genauer an und stellten fest, dass in seinem Spind bei der Eisbahn Schimmel wuchs. Seine Schoner, Schlittschuhe und sein Helm wiesen Spuren von Schimmel auf. Sie wurden vom älteren zum jüngeren Bruder weitergegeben und sie alle witzelten, sie würden „widerlich" riechen. Niemals hatten sie diesen Geruch mit schädlichen Mykotoxinen in Verbindung gebracht. Seine Ausrüstung lagerte in der Umkleide; in einer warmen, feuchten Umgebung, in der ständig Feuchtigkeit durch Duschen und Schweiß vorhanden war.

Er trainierte drei Stunden täglich in schimmeliger Ausrüstung, atmete Mykotoxine ein und diese gelangten über seine Haut in seinen Körper. Während er spielte, setzte er sich Schimmelpilzgiften aus. Musste er eine Zwangspause einlegen, verringerte sich seine Mykotoxinbelastung und seine Symptome verbesserten sich. Die Kinder, die ihre Spinde neben seinem hatten, waren nicht so stark betroffen, weil sie genetisch nicht so prädisponiert waren.

Mit neuer Ausrüstung und durch eine Sanierung der Umkleide schlug die Behandlung an. Der eingeklemmte Nerv heilte, die Ohrgeräusche verschwanden und die Ischialgie besserte sich. Der Hautausschlag verschwand. Er musste nicht mehr so häufig zur Toilette, weil sein Körper nicht mehr während des Spiels vergiftet wurde. Interessanterweise wurden nicht nur seine Nervenprobleme besser, sondern auch seine Sehkraft verbesserte sich. Er hatte sie nicht als schlecht empfunden, bis sie sich besserte.

War der Junge einfach nur schwach? Hatte er Pech? Gab es ungelöste emotionale Probleme über das Hockeyspielen, die er in einer Psychotherapie angehen musste? Nein. Schimmel war die Ursache. Wenn es tatsächliche körperliche Auswirkungen auf den Körper gibt, die wir nicht verstehen, schieben wir die Schuld häufig etwas ganz anderem zu. Doch weiter nach der Ursache zu suchen, ist für die leidende Person viel sinnvoller.

## 1.3 Symptome einer Schimmelpilzerkrankung

Okay, jetzt sprechen wir mal über die Symptome. Sie wissen mittlerweile, dass Schimmelpilze über zwei Arten von Waffen verfügen – Sporen und Gase –, von denen die Mykotoxine am schlimmsten sind. Schimmel verursacht in vielen Bereichen des Körpers Symptome. Jede Person, jede einzigartige Körperchemie, reagiert anders auf Schimmel. Manche Menschen sind sehr sensibel, andere nicht. Letztlich kommt es auf die Gesamtbelastung und die persönliche Sensibilität an.

**SYMPTOME VON SCHIMMELPILZBELASTUNG SIND …**

WEITREICHEND
HÄUFIG VAGE
SELTEN EINZELN ANZUTREFFEN

Schimmelpilzsymptome passen nicht in eine klare Checkliste, die auf alle Menschen zutrifft. Es ist besser, sich die Summe der Symptome anzuschauen. Je mehr Schimmelpilzsymptome wir ankreuzen, umso sicherer können wir die Diagnose einer Schimmelpilzerkrankung stellen.

Fast jede Person, die ich kenne, die an einer Schimmelpilzerkrankung litt, hatte in irgendeiner Weise Ängste. Das Umfeld bemerkt dies häufig nicht, weil die betroffene Person es für sich behält.

> Es gibt **kein einheitliches Symptom** für Schimmelpilzerkrankungen

Das kann sich wie Verunsicherung, Unruhe, Überforderung oder Stress anfühlen. Manche beschreiben es so, als würden sie sich rastlos oder nie innerlich ruhig fühlen, sondern hätten immer ein Gefühl von drohendem Unheil oder ständiger Sorge, dass etwas Schlimmes passieren könnte. Andere klagen, dass sie sich vor sozialen Begegnungen fürchten. Dieses Gefühl besserte sich, nachdem das Schimmelproblem angegangen wurde.

FALLBEISPIEL | **TOTAL GESTRESST**

Eine Frau kam aufgrund eines chronischen Erschöpfungssyndroms zu mir. Sie litt unter Erschöpfung, Nasennebenhöhlenverstopfung, Schlaflosigkeit und episodenhaften, zermürbenden Angstgefühlen. Sie benutzte ein cortisonhaltiges Nasenspray und das Medikament Tylenol PM (Paracetamol), um nachts schlafen zu können. Die Angstgefühle wurden als Panikattacken diagnostiziert und traten immer häufiger auf. Sie erhielt gegen die Angst ein Anxiolytikum und den Rat, etwas gegen den Stress zu tun. Paradoxerweise wurde sie durch das Medikament nur noch nervöser und war am nächsten Tag zu gar nichts mehr zu gebrauchen. Also suchte sie nach anderen Lösungen.

Sie war im Bereich des Denkmalschutzes in einem wunderschön restaurierten viktorianischen Herrenhaus tätig und besuchte in ihrer Freizeit historische Orte und übernachtete in alten, zu Pensionen umfunktionierten Gemäuern. Geschichte war ihre Leidenschaft. Bei der Arbeit war sie „übernervös", genoss aber die ruhigen Wochenenden zu Hause. Sie schrieb ihre chronische Erschöpfung der Tatsache zu, dass sie bei der Arbeit so gestresst war, weil sie viel zu tun hatte. Das Gefühl der Angst überkam sie immer häufiger und sie fing an, sich Sorgen zu machen, dass sie vorzeitig in den Ruhestand gehen müsste.

Es stellte sich heraus, dass ihre Arbeit tatsächlich das Problem verursachte. Allerdings nicht der Stress bei der Arbeit, sondern die Umgebung. Wir fanden heraus, dass ihre Angstgefühle am stärksten waren, wenn sie bei der Arbeit war oder auf Reisen in muffigen Zimmern schlief. Sie arbeitete an einem muffigen Ort und „hatte sich daran gewöhnt". Sie dachte, sie würde im Alter Allergien entwickeln und schneller gestresst sein. Sie stellte keine Verbindung zwischen der Schimmelpilzbelastung bei der Arbeit und ihren

Nasennebenhöhlenproblemen und den Panikattacken her, weil keines der beiden Symptome direkt, nachdem sie dort zu arbeiten begonnen hatte, aufgetreten war.

Das Gebäude, in dem sie arbeitete, hatte ein verstecktes Schimmelproblem. Im Laufe der Jahre entstanden mehrere Feuchtigkeitsschäden. Das Nasenspray, das sie verwendete, enthielt Cortison, das ihr beim Atmen half, aber auch einen weniger guten Effekt hatte. Cortison verringert die Fähigkeit des Immunsystems, Schimmelsporen, die sich in den Nasennebenhöhlen breitmachen wollen, zu bekämpfen. Ihre Tests ergaben mehrere Schimmelpilzstämme in den Nasennebenhöhlen und eine hohe Mykotoxinbelastung. Ihre Panikattacken wurden durch Schimmel verursacht, nicht durch ihr Unvermögen, mit Stress umzugehen.

Sie arbeitete seitdem an einem anderen Ort und wurde gegen Schimmelpilze behandelt. Nicht nur verschwanden ihre Panikattacken, sie schlief sogar besser und brauchte nach einiger Zeit kein cortisonhaltiges Nasenspray und kein Schlafmittel mehr. Ihre Erschöpfung ging zurück. Wir hätten viele ihrer Symptome auf Stress zurückführen können, aber sie musste nichts in ihrem Leben ändern, mit Ausnahme der Schimmelpilzexposition. Ihr fällt die Arbeit nun viel leichter und sie hat wieder Spaß daran.

### WIE LANGE DAUERT ES, BIS SICH SYMPTOME ZEIGEN?

Es ist sehr unterschiedlich, wie lange es dauert, bis die Symptome einer Schimmelpilzbelastung auftreten. Weil die Menschen unterschiedlich sensibel reagieren, können die Symptome sofort oder auch erst nach ein paar Monaten auftreten. Häufig zeigen sie sich bald, aber noch in abgeschwächter und tolerierbarer Form. Es kann Monate dauern, ehe die Symptome stark genug sind, dass man sie bemerkt. Ein typischer Zeitraum sind drei bis sechs Monate.

Frauen entwickeln allgemein schneller Symptome als Männer. Dafür gibt es eine chemische Ursache. Mykotoxine sind fettlöslich, was bedeutet, dass sie in Fett gespeichert werden. Ob es Ihnen gefällt oder nicht, Frauen haben meistens einen höheren Körperfettanteil als Männer. Ihre Belastung an fettlöslichen Toxinen kann schneller ansteigen. Ein Übermaß dieser Toxine führt dann zu Symptomen.

### MIT JEDEM ATEMZUG

Wenn Sie sich oft in einem Gebäude mit Feuchtigkeitsschaden aufhalten oder lauter bösartige Schimmelpilze in Ihren Nasennebenhöhlen hausen, kann jeder Atemzug gefährlich sein. Schimmelmykotoxine verpesten die Luft. Wenn Sie atmen, nehmen Sie Mykotoxine auf.

Für die Wissenschaftsfans unter uns folgt hier eine allgemeine Liste, wie Mykotoxine Lebewesen beeinträchtigen:

- führen zu Entzündungen in den Nasennebenhöhlen, der Lunge, der Blase und im Gastrointestinaltrakt
- wandern durch die Schleimhäute der Atemwege und des Gastrointestinaltrakts
- werden von Fett absorbiert und in ihm gespeichert
- beeinträchtigen wichtige zelluläre Prozesse
- führen zur Schädigung der Mitochondrien
- beeinträchtigen die Protein-, RNA- und DNA-Synthese
- dezimieren das wichtigste zelluläre Antioxidans namens Glutathion
- beschleunigen den programmierten Zelltod
- sind giftig für die Nerven in Körper und Hirn
- sind giftig für die Leber und Nieren
- beeinträchtigen die Wirkung von Medikamenten, die vom Cytochrom -P450-System verstoffwechselt werden
- hemmen die Immunabwehr
- verursachen manche Formen von Krebs
- bauen die Darmschleimhaut ab
- gelangen ins Gehirn und schwächen die Blut-Hirn-Schranke
- gelangen über den Riechnerv zum Hippocampus und den Frontallappen
- dringen in die Plazenta ein und werden innerhalb des Uterus aktiver
- sind in der Muttermilch nachweisbar

## GEBT MIR DOCH EINFACH EINE LISTE

Ich wünschte, ich könnte Ihnen einfach eine Liste mit allen Schimmelpilzsymptomen geben. Aber das ist unmöglich. Es gibt schlicht und einfach nicht genügend Studien zu Schimmelpilzerkrankungen bei Menschen. Meine Listen sind keine vollständigen Listen mit allen möglichen Symptomen, sondern enthalten nur einige der häufigsten Symptome, die von Ärzten beschrieben werden, die sich mit Schimmelpilzerkrankungen auskennen, sowie jene, die bei Schimmelpilzbelastung am wahrscheinlichsten auftreten.

Wenn Sie ein Symptom von einer dieser Listen haben, bedeutet das nicht, dass Sie an Schimmelpilzen erkrankt sind. Bei einer Erkrankung hat man meist mehr als ein Symptom und es ist mehr als eine Körperregion betroffen. Um eher abschätzen zu können, ob Sie betroffen sind, sollten Sie „Cristas Schimmelpilz-Fragebogen" am Anfang dieses Buches ausfüllen. Im Folgenden liste ich die Symptome nach Kategorien auf.

## SYMPTOME

### AUGEN, OHREN, NASE & HALS

- Niesen
- Allergien
- laufende Nase
- Heuschnupfen
- Sekretfluss im Rachen
- Ohr-Barotrauma
- chronische Sinusitis
- Ohrgeräusche
- Nasenpolypen
- Hörverlust
- Knoten im Rachen
- trockene Augen
- geschwollene Lymphknoten
- gereizte Augen

### FALLBEISPIEL | **HEUSCHNUPFEN**

Die Geschichte dieses Mannes ist typisch für eine Schimmelpilzerkrankung. Er und seine Kumpels hatten den Keller zu einem Arbeitszimmer ausgebaut. Er war ein gesunder Mann, der ziemlich viel Zeit im Fitnessstudio verbrachte. Kurz nachdem der Keller fertig war, bekam er eine Allergie gegen Gräserpollen. Sein Arzt meinte, es käme häufiger vor, dass Menschen Allergien entwickeln, wenn sie älter werden. Wie empfohlen, nahm der Mann Allergiemedikamente ein. Kurz darauf bekam er Halsschmerzen, Sekretfluss im Rachen, trockene, gereizte Augen sowie Ohrgeräusche, gefolgt von einem Reizdarm, der aber scheinbar nichts damit zu tun hatte, was er aß.

Er konnte sich nicht mehr auf die Arbeit konzentrieren und hatte das Gefühl, er müsste lieber ein Nickerchen machen, statt zu trainieren. Doch da er sich nach dem körperlichen Training besser fühlte, zwang er sich, ins Fitnessstudio zu gehen. Sein Heuschnupfen wurde von Jahr zu Jahr schlimmer und zwar immer dann, wenn draußen keine Minusgrade herrschten. Die Allergiemittel halfen irgendwann nicht mehr. Wenn er in der Kälte Sport machte, fing er schnell an zu schnaufen. Sein Arzt sprach mit ihm über Asthmamittel. Das war der Punkt, an dem er mich um Hilfe bat.

Es stellte sich heraus, dass beim Bau des Kellers Fehler gemacht worden waren, die das Schimmelpilzwachstum förderten. Schimmel wuchs ein paar Zentimeter oberhalb des Sockels an allen Außenwänden – genau da, wo sich sein Eckbüro befand. Als der Teppich angehoben wurde, zeigte sich, dass auch dieser unter seinem Aktenschrank schimmelig war. Gräser waren nicht das primäre Problem, sondern Schimmel. Die Allergien und Probleme, die daraufhin auftraten, wurden durch die Wirkung des Schimmels auf seinen Körper verursacht. Nach der Sanierung und Behandlung wurde er wieder ganz der Alte, aber es dauerte länger, als er gehofft hatte. Wir schätzten, dass er noch immer mit Mykotoxin-Resten zu kämpfen hatte.

## SYMPTOME

### ATMUNGSSYSTEM

- Kurzatmigkeit
- Geruchsempfindlichkeit
- Schnaufen
- Erkältungen schlagen sich schnell auf die Lunge
- Asthma
- chronische Erkältungen
- chronischer trockener Husten
- Blutbeimischungen im Speichel oder Auswurf

- gereizte Lunge
- Rauch- & Abgasempfindlichkeit
- Schwere im Brustbereich
- Aspergillose

FALLBEISPIEL | **DER COLLEGE-SPORTLER**

Ich arbeitete einmal mit einem jungen Mann, der College-Sportler war. Er klagte über häufige Erkältungen, die hartnäckig waren und sich schließlich zu einer bakteriellen Infektion verschlimmerten. Die häufigen Erkältungen schlugen sich auf die Nasennebenhöhlen oder die Lunge nieder und wurden ohne Antibiotika nicht besser. Durch die Erkrankungen konnte er nicht mehr so oft an Wettbewerben teilnehmen.

Er hatte auch andere Beschwerden, die er ertrug, so wie Schlaflosigkeit, juckende Ohren und dass er sich jeden Morgen stark räuspern musste. Die Nase musste er sich nur selten putzen, obwohl er recht nasal sprach. Er hatte Sekretfluss im Rachen, der sich besserte, wenn er zu Hause war, aber wiederkam, sobald er wieder ins College zurückkehrte.

Es stellte sich heraus, dass er in einem schimmeligen Apartment lebte.

Offensichtlich war er genetisch gesehen keine Person, die extrem sensibel auf Schimmelpilze reagiert. Seine Punktzahl auf „Cristas Schimmelpilz-Frageboden" ergab nur eine geringe Wahrscheinlichkeit für eine Schimmelpilzerkrankung. Ich bin mir sicher, dass seine Trainingsroutine dazu beitrug, dass er sich von den Mykotoxinen befreien konnte. In einer schimmeligen Umgebung zu leben, schränkte seine Fähigkeit zur Bekämpfung von Erkältungsviren ein und machte ihn anfälliger für bakterielle Infektionen.

Als wir den Schimmel behandelten, wurde sein Immunsystem wieder stärker, er hatte keinen Sekretfluss mehr im Rachen, schlief besser und kratzte sich nicht mehr ständig an den Ohren. Doch das Beste war, dass er wieder an Wettbewerben teilnehmen konnte. Als er aus dem schimmeligen Apartment auszog, um eine neue Arbeitsstelle anzutreten, ging es ihm besser und besser

## SYMPTOME

### VERDAUUNGSSYSTEM

- Veränderungen des Appetits
- Blähungen
- Übelkeit
- Unterleibsschmerzen
- Reizdarm
- Geschwüre
- Durchfall/Verstopfung
- Nahrungsmittelunverträglichkeiten
- Erbrechen
- Heißhunger auf Süßes
- Syndrom des zyklischen Erbrechens

### FALLBEISPIEL | **DAS DILEMMA DER FEINSCHMECKERIN**

Eine sich vegetarisch ernährende Frau in ihren Dreißigern suchte bei mir Hilfe, weil ihr Verdauungssystem immer unberechenbarer wurde. Als absolute Feinschmeckerin liebte sie es zu essen, zu kochen und Kochkurse zu besuchen. Doch in den letzten Jahren war das Essen für sie zu einem wahren Lauf über ein Minenfeld geworden, weil sie nie wusste, ob sie nicht ins Badezimmer würde hechten müssen. Ihr persönlicher Tiefpunkt war es, Wein als Lebensmittel eliminieren zu müssen. Sie liebte Wein und trank ihn beim Kochen, Lesen und wenn sie Freunde traf. Sie war in einem Wein-Club und kannte sich sehr gut aus, welcher Wein zu welchem Gericht passte. Aber in letzter Zeit bekam sie von Wein Kopfschmerzen und Sodbrennen.

Sie fühlte sich fast immer unwohl und hatte Bauchschmerzen, die nicht unbedingt mit dem Essen zu tun hatten. Ihre Verdauung beherrschte langsam ihr Leben, wobei sich akuter Durchfall und unangenehme, einen Blähbauch verursachende Verstopfungen abwechselten. Bei genauer Befragung hatte sie auch kribbelnde Füße, was sie schlechter Durchblutung und ihrer Gewichtszunahme zuschrieb. Ihre Haut wurde empfindlicher und von bestimmten Lotionen bekam sie Pickel. Während des Termins wirkte sie leicht verwirrt.

Sie wurde auf alles Mögliche getestet, was nur in wenigen vagen Befunden resultierte. Eine Endoskopie zeigte eine Speiseröhrenentzündung. Die Koloskopie ergab besagte Abnahme der Darmschleimhaut ohne Entwicklung eines Geschwürs. Der Test auf Zöliakie fiel negativ aus und die B12-Werte waren normal. Sie erhielt die Diagnose Reizdarm und Leaky-Gut-Syndrom (durchlässiger Darm). Sie sollte Medikamente nehmen, wollte das aber nicht, weil sie Nebenwirkungen befürchtete.

Sie konnte nicht sagen, welche Nahrungsmittel das Problem verursachten. In ihrer Verzweiflung probierte sie eine Auslassdiät, bei der sie nur noch wenige verschiedene Nahrungsmittel essen durfte, was ihr sehr schwerfiel. Ständig lechzte es ihr nach Nudeln und Wein. Es ist nicht ungewöhnlich, dass man genau auf das Nahrungsmittel Heißhunger hat, auf das man empfindlich reagiert. Darum sagte ich ihr, sie solle die Getreideprodukte und den Wein weglassen, sonst nichts. Gemeine Ärztin, ich weiß.

Sie fühlte sich viel, viel besser, aber da Essen und Wein zu ihrem gesellschaftlichen Leben gehörten, fühlte sie sich auch isoliert. Nach einer Darmaufbauphase einigten wir uns, dass sie langsam wieder Getreideprodukte einführen könnte – jeweils nur eines und ganz vorsichtig. Und anschließend dann Wein. Die Ergebnisse waren interessant. Probleme bekam sie nur bei Getreideprodukten aus nicht-ökologischer Landwirtschaft und bei Bio-Weinen (ja, richtig gelesen, bio!). Mir war das ein absolutes Rätsel.

Doch eines Tages hielt jemand in ihrem Wein-Club einen Vortrag über Ochratoxine im Wein durch schimmelige Trauben. Trauben, die nicht mit chemischen Fungiziden besprüht werden, sind anfällig für das Wachstum von Schimmelpilzen. Scheinbar ist das ein schmutziges, kleines Geheimnis der Weinindustrie. Dieses Unternehmen war eine der wenigen Bio-Weinkellereien, die zertifizierte, dass ihr Wein ochratoxinfrei war. Der Wein-Typ hatte den Code geknackt und den Fall gelöst. Im Mittelpunkt ihrer Probleme stand die Schimmelpilzbelastung.

Meine Patientin erkannte einen zeitlichen Zusammenhang zwischen ihrer Gewichtszunahme, den Verdauungsproblemen und der Aufnahme eines neuen Jobs. Das Gebäude, in dem sie arbeitete, hatte ein undichtes Dach, über das alle ihre Witze machten; bei starkem Sturm musste sogar das Wasser mit Mülleimern aufgefangen werden. Das war spaßig. Keiner kam auf die Idee, dass das krank machen konnte, denn schließlich war kein Schimmelpilz zu sehen. Außerdem bekam sie vom Essen Durchfall, nicht vom Gebäude – dachte sie zumindest. In Wahrheit machte beides sie krank.

## SYMPTOME
KREISLAUFSYSTEM

- viele Besenreiser
- Krampfadern
- seniles Hämangiom
- Raynaud-Phänomen
- stärkere Neigung zu Blutergüssen
- Herzrhythmusstörungen
- stärkere Neigung zu Blutungen
- niedriger oder stressanfälliger
- Blutdruck
- Eisenmangelanämie
- arteriovenöse Malformation

## SYMPTOME
HAUT

- empfindliche Haut
- Sonnenlichtempfindlichkeit
- juckende Haut
- Hautausschlag
- brennendes Gefühl
- sich schälende Haut oder Schorf
- Hitzewallungen
- Pilzinfektionen

### FALLBEISPIEL | **BABY MIT EKZEM**

Eine Mutter kam mit ihrem Baby zu mir. Der Junge war von Kopf bis Fuß mit einem Ekzem bedeckt. Er war so aufgewühlt, dass er nicht schlafen konnte. Bei dem Termin wimmerte er und man sah ihm an, dass es ihm elend ging. Das einzige, was verhinderte, dass seine zarte, gereizte Haut rissig wurde, war eine cortisonhaltige, antimykotische Salbe. Vergaßen sie auch nur einmal, ihn einzucremen, wurde seine Haut sofort rissig und blutig.

In ihrer Hilflosigkeit fing die Mutter an, im Internet zu recherchieren. Sie las, dass andere stillende Mütter eine Verbesserung bemerkten, wenn sie ihre Ernährung umstellten. Sie war eine sehr proaktive und gut informierte Mutter. Die Hingabe für ihren Sohn war schier unendlich. Drei Jahre lang hatte sie versucht, schwanger zu werden. Sie hatte bereits ein vierjähriges Kind, das unter Autismus litt, sodass sie wusste, welche Opfer man für ein Kind bringen muss.

Sie achtete genau auf die Reaktionen ihres Babys und vermied Nahrungsmittel, die seine Haut zu verschlechtern schienen. Im Grunde aß sie nur noch Lamm, Reis, selbstgemachte Bio-Brühe, Heidelbeeren und Sprossen.

Abgesehen von der antimykotischen Cortisonsalbe gab sie sonst nichts weiter auf seine Haut. Seine Kleidung wurde sorgsam in Essig ausgewaschen und die Windeln waren aus Bio-Baumwolle. Es gab wenig, was ich da noch raten konnte. Wir setzten noch ein Bad mit Calendula und Kamillentee auf den Tagesplan, damit er sich beruhigte, um schlafen zu können. Ich empfahl eine Stuhlprobe, um die Darmflora zu untersuchen, sowie eine genauere Untersuchung seiner Umgebung. Die proaktiven Eltern wandten sich an einen zertifizierten Baubiologen, der ihr Häuschen am See unter die Lupe nahm.

Der Raumluftprüfer war fassungslos. Überall in der Hütte wucherte schwarzer Schimmel. Er lauerte überall im Haus hinter dem Trockenmauerwerk. Die Feuchtigkeit hatte überhandgenommen, weil das Haus im Grunde in einem Sumpf neben einem See erbaut worden war. Der Prüfer meinte, der Bauherr hätte dort niemals eine Baugenehmigung erhalten dürfen.

Die Ergebnisse des Stuhltests zeigten starke Hefeüberwucherung. Er hatte Pilze innen und außen. Das autistische Geschwisterchen ließ darauf schließen, dass er wahrscheinlich eine genetische Sensibilität gegenüber Umweltgiften geerbt hatte. Es stellte sich heraus, dass jeder in der Familie auf andere Art und Weise krank geworden war. Während der Sanierungszeit wohnten sie in einem Hotel und die Haut des Jungen besserte sich zusehends.

Leider musste in diesem Fall das Haus noch zwei weitere Male saniert werden, um den Schimmel wirklich loszuwerden. Immer, wenn sie nach Hause zurückkehren wollten, war die Haut des Babys wieder mit Ekzemen übersät. Zum Glück nahmen die Eltern darauf Rücksicht.

## SYMPTOME

### GEHIRN

- Gehirnnebel („Brain Fog")
- Gedächtnisverlust
- Verwirrung
- Wortfindungsstörungen
- verlangsamtes Denken
- Demenz

### FALLBEISPIEL | **SCHIMMEL IM GEIST**

Eine zuvor gesunde Frau in ihren Fünfzigern bat mich um Hilfe, weil sie seit Kurzem unter Muskelzuckungen litt. Außerdem klagte sie über langsames, vernebeltes Denken, Schlaflosigkeit und schwache, schnell ermüdende Muskeln. Insgesamt war sie in schlechter Verfassung und ängstlich.

Während der körperlichen Untersuchung stellte ich Symptome einer Verletzung des oberen Motoneurons fest. Das bedeutet, dass wir anhand der Muskelschwächen und -zuckungen der jeweiligen Person feststellen können, ob die Ursache im Gehirn zu suchen ist. Was in ihrem Fall zutraf.

Sie und ihr Mann hatten ihr Traumhaus gebaut, ein Blockhaus auf dem Lande. In den nachfolgenden fünf Jahren fing sie an, unter Schlaflosigkeit, Ängstlichkeit, Müdigkeit und dem Gefühl zu sterben, zu leiden. Die Muskelzuckungen waren manchmal so schlimm, dass sie nachts davon wach wurde. Nach umfangreicher Diagnosearbeit stellten wir fest, dass das an einer Schimmelpilzvergiftung lag. Ihre Symptome hatten direkt angefangen, nachdem sie ein paar Erinnerungsstücke aus dem Keller ihrer Mutter zu sich geholt hatte. Sie hatte sie mit nach Hause genommen, um sie dort zu sortieren, weil das Haus ihrer Mutter furchtbar muffig roch und sie sich dort immer merkwürdig fühlte.

Ohne es zu ahnen, hatte sie ihr tadelloses Zuhause infiziert.

Das Haus wurde saniert und sie begann eine Behandlung. Die schimmeligen Gegenstände der Mutter wurden aus dem Haus verbannt und sie zog kurzzeitig bei einem ihrer erwachsenen Kinder ein. Trotz eines umfassenden Konzepts konnte sie lange nicht mehr in ihr eigenes Haus zurück.

Damals wusste ich noch nichts von Kolonien in den Nasennebenhöhlen oder von Mykotoxinen. Ich dachte, nur die Sporen seien das Problem. Rückblickend denke ich jetzt, dass sie eine Behandlung der Nasennebenhöhlen benötigt hätte. Hätten wir ihren Körper, das Gehirn und alle Gegenstände von Mykotoxinen befreit, hätte sie vielleicht schneller wieder zu Hause einziehen können. Stattdessen dauerte es lange, bis ihr Gehirn die verletzten Areale wieder aufgebaut hatte und die Zuckungen aufhörten.

## SYMPTOME

### NERVENSYSTEM

- Ängstlichkeit
- Dysautonomie
- Depressionen
- Schlaflosigkeit
- Koordinationsprobleme
- Neuropathien
- Kopfschmerzen
- Tremor (Muskelzittern)
- Benommenheit/Schwindel
- Krampfanfälle
- Migräne
- Müdigkeit tagsüber
- langsame Reflexe
- Probleme mit der Balance und beim Gehen

### FALLBEISPIEL | **TREMOR**

Eine Frau Anfang 40 kam mit ihrem Mann zu mir. Sie hatte kürzlich die Diagnose „essentieller Tremor" erhalten, einer Erkrankung ähnlich wie Parkinson. Die Aussichten auf Heilung waren nicht gut. Sie zitterte ständig, wodurch sie Gleichgewichtsprobleme hatte und nicht gut schlafen konnte. Sie hatte Herzrasen, sodass sie nach Luft schnappen musste. Außerdem hatte sie ständig das Gefühl, eine Blasenentzündung zu haben, obwohl keine Infektion vorlag. Sie musste so häufig urinieren, dass sie auch während unseres Termins dafür den Raum verlassen musste. Ihre Familie meinte, sie sei weinerlicher geworden, was aber jeder angesichts ihrer gesundheitlichen Probleme verstand.

Ihr Ehemann schien übertrieben besorgt über ihren Gesundheitszustand zu sein. Während sie auf der Toilette war, gestand er mir, dass er das Gefühl hatte, ihr gegenüber immer ungeduldiger und schroffer zu werden. Nachts konnte er vor Sorge nicht schlafen. Diese starke Reizbarkeit passte nicht zu dem netten und empathischen Mann, den ich vor mir hatte.

Im Gespräch erzählte sie, dass sie rund ein Jahr, bevor das Zittern anfing, einen Zeckenbiss gehabt hatte. Die Zecke war gefunden, im Ganzen entfernt und zur Untersuchung eingeschickt worden. Es war eine Zecke, die Lyme-Borreliose übertrug. Obwohl viele Menschen, die an Lyme-Borreliose erkranken, keinen Hautausschlag entwickeln, bekam sie einen wachsenden, roten Ausschlag an der Stelle, an der die Zecke gesessen hatte. Es war klar, dass sie gegen Lyme-Borreliose behandelt werden musste. Sie erhielt die damalige Standardbehandlung, die sich allerdings später als unzureichend für die Abtötung der Bakterien herausstellte.

Mir war klar, dass die Lyme-Bakterien möglicherweise noch vorhanden waren und ihr Nervensystem beeinträchtigten. Der Tremor hatte in der Hand auf der gleichen Seite wie der Zeckenbiss begonnen. Sie wurde nach dem Behandlungsplan für chronische Lyme-Borreliose behandelt, doch ihr Zustand verbesserte sich nur minimal. Wir probierten noch ein paar Dinge aus, aber das Zittern besserte sich kaum. Ich zog einen Kollegen zurate, der sich mit Lyme-Borreliose bestens auskannte, und bat ihn, sich meinen Behandlungsplan anzuschauen oder neue Ideen einzubringen. Eine davon war, sie auf Schimmelpilzbelastungen zu untersuchen.

Als ich dem Ehepaar diese Überlegungen mitteilte, machten sie ein Gesicht, als hätte ich sie bei einer Straftat erwischt. Sie hatten einen Feuchtigkeitsschaden im Haus, waren diesen aber aufgrund der ganzen Probleme durch die Lyme-Borreliose der Ehefrau nicht angegangen. Sie hatten die Tür zum feuchten, modrigen Keller geschlossen, um sich diesem später zu widmen. Wie der Schimmelpilzexperte Dr. Sandeep Gupta sagt: „Wenn Sie ein Problem haben, um das Sie sich nicht kümmern, wird es Sie eines Tages einholen."

## SYMPTOME

### HARNSYSTEM

- überaktive Blase

- Reizblase
- Nierenentzündung
- Hämaturie (Blut im Urin)
- Symptome einer Blasenentzündung ohne nachweisbare Infektion

FALLBEISPIEL | **NIERENERKRANKUNG**

Ein junger Mann von 21 Jahren, der zusammen mit seinem Bruder noch bei seinen Eltern lebte, kam aufgrund tiefsitzender Erschöpfung, Schmerzen im unteren Rücken, Blut im Urin und abnehmender Libido zu mir. Ich hatte ihn seit über fünf Jahren nicht mehr gesehen. Sein Aussehen erschreckte mich. Er sah ausgemergelt aus und hatte sehr dunkle Ringe unter den Augen. Er war nicht nur blass, sondern kreideweiß.

Dunkle Augenringe waren ein Hinweis darauf, dass er seine Gesundheit durch einen Mangel an Ruhe, Bewegung, Flüssigkeitszufuhr oder gesunder Ernährung beeinträchtigt hatte. Er gab zu, dass er seinen Körper nicht gut behandelte. Seine Arbeit und eine neue Beziehung nahmen seine ganze Zeit in Anspruch. Abends blieb er zu lange wach, weil er noch fernsah. Bei unserem Termin riet ich ihm zu einer Veränderung seines Lebensstils und gab ein paar Laborwerte in Auftrag.

Beim nächsten Termin hatte er es hervorragend hinbekommen, seinen Lebensstil in mancher Hinsicht zu verändern. Er hatte seine Ernährung verbessert, trank Wasser statt Limonade, ging zu Fuß zur Arbeit und ging immer zur gleichen Uhrzeit ins Bett – unabhängig davon, ob er einschlafen konnte oder nicht. Er wollte auch seine Libido verbessern. Doch nach ein paar Monaten fühlte er sich nicht viel besser, war immer noch leichenblass und hatte dunkle Augenringe. Einige seiner Laborwerte bereiteten mir Sorge.

Weitergehende Untersuchungen zeigten, dass mit seinen Nieren etwas nicht stimmte. Er entwickelte das so genannte nephrotische Syndrom – mit 21! Wir änderten seinen Behandlungsplan, an den er sich genau hielt, und beobachteten seine Blutwerte. Er machte sehr gut mit und sowohl seine Testergebnisse als auch die Symptome verbesserten sich, allerdings nur geringfügig. Eigentlich hätte ich bei jemandem, der so jung, motiviert und ansonsten gesund war, eine vollständige Genesung erwartet.

Dann kam eines Tages seine Mutter zu mir, weil sie unter Asthmaanfällen und Erschöpfung litt. Sein Bruder kam mit Erschöpfung, chronischer Sinusitis und neuen Nahrungsmittelunverträglichkeiten.

Die ganze Familie litt an Schlaflosigkeit. Es gab noch weitere Symptome, die mich auf die Spur brachten, mich nach ihrer Umgebung zu erkundigen. Wie sich herausstellte, hatten sie Schimmel im Haus.

Der junge Mann entschied sich, zu Hause auszuziehen, um seine Nierenfunktion wiederherzustellen. Innerhalb weniger Monate erholten sich seine Nieren, seine Rückenschmerzen wurden besser und er hatte wieder mehr Energie. Er benötigte keinen umfangreichen Therapieplan mehr. Bei einer späteren Untersuchung rund fünf Jahre nach seinem Auszug sah er gesund aus. Die Probleme mit seiner Libido waren verschwunden und seine Beziehung entwickelte sich prächtig. Er litt nicht mehr unter Erschöpfung, es sei denn, er blieb abends zu lange auf oder arbeitete zu viel – was also ganz normal ist.

Zugegeben, am Anfang hatte er sich nicht gut um seinen Körper gekümmert. Aber wenn jemand seinen Lebensstil positiv verändert und dennoch keine Besserung der Symptome eintritt, sind eingehendere Untersuchungen nötig. In diesem Fall war der Schimmel schuld.

## SYMPTOME

### IMMUNSYSTEM

- erhöhte Infektanfälligkeit
- lang anhaltende Erkältungen
- aus viralen entwickeln sich bakterielle Infektionen
- chronisches Pfeiffersches Drüsenfieber bzw. Epstein-Barr-Virus
- häufige Herpesausbrüche
- gesteigertes Krebsrisiko

FALLBEISPIEL | **KIRCHENSEKRETÄRIN**

Eine reizende Frau bat mich um Hilfe, weil sie ein Problem hatte, das ihr sehr peinlich war, sozusagen eine Frauenangelegenheit. Sie hatte ein Jucken und Brennen im Intimbereich. Sie war seit einiger Zeit nicht mehr sexuell aktiv gewesen und es gab keinen ersichtlichen Grund für diese körperliche Veränderung. Nach der Untersuchung und einigen Tests hatte man eine bakterielle Vaginose diagnostiziert, was ein Ungleichgewicht der Vaginalflora bedeutet.

Von ihren Freundinnen und Vertrauten hörte sie, dass solche unangenehmen Veränderungen durch die Menopause kommen könnten, und vielleicht sei der neue Job für sie auch zu stressig. Sie fand auch, dass sie sich, seit sie ihre Arbeitsstelle als Kirchensekretärin angetreten hatte, häufig überfordert fühlte. Durch den Druck, sich in die neue Arbeit einzuarbeiten, hatte sie an Gewicht zugenommen, obwohl sie nicht mehr aß. Durch den Stress litt sie auch unter Magenproblemen und Blähungen.

Wie sich herausstellte, konnte sie mit Stress sehr gut umgehen. Doch sie arbeitete in einem modrigen Zimmer. Hinter der Wandverkleidung ihres Büros wuchs Schimmel.

In Organisationen, in denen sich Freiwillige um die Gebäudeinstandhaltung kümmern, gibt es schneller Schimmelprobleme. Man kann nicht auf die freundlichen Menschen verzichten, die helfen wollen, doch nicht alle sind erfahren in dem, was sie tun. Das Problem mit Wasser ist, dass es sich genau diese Unerfahrenheit zunutze macht und Wege findet, um in Gebäude einzudringen.

Bei dieser Frau führte der Schimmel zu einer anhaltenden Beeinträchtigung des Immunsystems. Was als Hefepilzinfektion begonnen hatte, entwickelte sich zu einem dauernden bakteriellen Problem, da ihre natürliche Vaginalflora dafür kämpfte, das Gleichgewicht wiederherzustellen. Zwei Jahre lang nahm sie immer wieder Antibiotika, ehe der Schimmel entdeckt wurde. Es war ein bakterielles Problem, doch die zugrundeliegende Ursache war der Schimmel.

Sie hatte keine Atemwegssymptome, weil die Sporen hinter der Verkleidung versteckt waren, aber die Mykotoxine konnten hindurchgelangen. Die Gewichtszunahme, das Gefühl der Überforderung, die Blähungen und Magenprobleme verschwanden, als das Schimmelproblem angegangen wurde.

### SYMPTOME

### FORTPFLANZUNGSAPPARAT

- Veränderungen des Menstruationszyklus
- vaginale Hefepilz- oder bakterielle Infektionen
- Leistenpilz
- Unfruchtbarkeit bei beiden Geschlechtern

### FALLBEISPIEL | **UNFRUCHTBARKEIT**

Diese Geschichte handelt von der Mutter des Babys mit Ekzem, von dem ich bereits erzählt habe. Sie und ihr Mann wollten unbedingt wieder schwanger werden.

Weil ich nicht auf Fruchtbarkeit spezialisiert bin, verwies ich sie an einen Kollegen. Anscheinend hatte sie Probleme gehabt, mit dem kleinen Jungen mit dem Ekzem schwanger zu werden, ihrem zweiten Kind. Ihr erster Sohn war ein Vierjähriger mit Autismus.

Ein Jahr nachdem der Schimmel in ihrem Haus entdeckt worden war, hatte das Paar noch immer kein Glück dabei, schwanger zu werden. Zwar hatten sie versucht, den Schimmel zu beseitigen, aber er war anscheinend immer noch da. Insgesamt musste ihr Haus dreimal saniert werden. Jedes Mal, wenn sie wieder in ihr Haus zogen, war das Baby, mein Patient, sofort wieder von Hautausschlag übersät. Doch die Schimmelpilztoxine beeinträchtigten auch die Fruchtbarkeit des Paares.

In diesem Fall fühlte sich niemand in der Familie wohl, bis sie aus dem Haus mit der Schimmelvergangenheit auszogen. Obwohl sie sogar die Mykotoxine beseitigten und den Großteil ihrer Habseligkeiten wegwarfen, konnten sie nicht schwanger werden, ehe sie nicht umgezogen waren. Manche Menschen reagieren von Natur aus einfach besonders empfindlich auf Schimmel. Manchmal ist es am besten, dem Ganzen einfach zu entfliehen.

## SIEHT AUS WIE SCHIMMEL, IST ABER KEINER

Ich arbeite auch mit Menschen, die an Lyme-Borreliose erkrankt sind. Schimmel verhält sich in vielerlei Hinsicht ähnlich wie Lyme-Borreliose.

### SCHIMMEL UND LYME-BORRELIOSE ...

- IMITIEREN ANDERE KRANKHEITEN
- KÖNNEN BESTEHENDE KRANKHEITEN VERSCHLECHTERN
- BEEINFLUSSEN DIE ANSPRACHE AUF BEHANDLUNGEN

Eine durch Schimmelpilz erkrankte Person kann beispielsweise von einem Medikament gegen Angst noch mehr Angst bekommen oder an Schlaflosigkeit leiden, wenn sie ein Schlafmittel nimmt.

Wenn Sie Symptomlisten von Lyme-Borreliose und von Schimmelpilzerkrankungen vergleichen, lesen sich beide sehr ähnlich. Laut der bahnbrechenden Arbeit des anerkannten Lyme-Borreliose-Experten, Dr. Richard Horowitz, gibt es bei Lyme-Borreliose eine Haupteigenschaft: wandernde Symptome. Lyme-Arthritis wandert. Lyme-Muskelschmerzen wandern. Lyme-Nervenschmerzen wandern.

Im Gegensatz dazu wandern Schimmelpilz-Symptome nicht. Ein weiteres Unterscheidungsmerkmal ist, dass Schimmel typischerweise die Atemwege stärker beeinträchtigt als Borreliose. Wenn Sie „Cristas Schimmelpilz-Fragebogen" ausgefüllt haben und keinen Hinweis auf eine Schimmelpilzerkrankung bekommen haben, sich aber dennoch miserabel fühlen, empfehle ich Ihnen den Borreliose/MSIDS (= infektionsbedingte Multisystemerkrankung)-Fragebogen von Horowitz (siehe Abschnitt Verweise). Möglicherweise leiden Sie an Lyme-Borreliose.

## HUHN ODER EI?

Häufig wird mir die Huhn-oder-Ei-Frage gestellt, wenn es um Schimmel und Borreliose geht. Wenn Sie wissen, dass Sie an einer Schimmelpilzerkrankung leiden und auch Borreliose (oder MSIDS) haben, was von beidem war zuerst da? Einer meiner Lehrer, der begnadete

Heiler Dr. Wayne Anderson, schrieb, dass sowohl Schimmel als auch Borreliose das Immunsystem beeinträchtigen und Patienten für die jeweils andere Krankheit anfälliger machen. Wenn Sie eine Schimmelpilzerkrankung haben, können Sie leichter eine chronische und bleibende Lyme-Borreliose entwickeln. Umgekehrt sind Sie, wenn Sie Borreliose haben, anfälliger für die Auswirkungen von Schimmelpilzen.

Was war zuerst da? Dr. Wayne Anderson hat mir beigebracht, dass es egal ist, was zuerst da war. Die eigentliche Frage, die es zu beantworten gilt, lautet: Was genau muss in diesem Moment behandelt werden? Das ist die tatsächliche Huhn-oder-Ei-Frage. Die Antwort ist sozusagen ein „sich bewegendes Ziel". Welches Problem gerade seinen hässlichen Kopf hervorstreckt, kann sich jeden Moment ändern.

Die beste Person, um diese Frage zu beantworten, ist ein Arzt, der Erfahrung mit Borreliose und mit Schimmel hat. Als Ihr persönlicher Körperdolmetscher wird Ihr Arzt sehen, welches Problem gerade angegangen werden muss und die richtige Behandlung für den jetzigen Moment auswählen.

### RUHE BEWAHREN

Wenn Sie „Cristas Schimmelpilz-Fragebogen" ausgefüllt haben und zu dem Ergebnis kamen, dass Sie wohl eine Schimmelpilzerkrankung haben, machen Sie sich mittlerweile wahrscheinlich große Sorgen. Vielleicht haben Sie das Gefühl, dass es hoffnungslos ist und der Schimmel sowieso gewinnt.

### KEINESFALLS!

Sie sind mit Wissen ausgerüstet. Im ersten Teil dieses Buches ging es nur darum zu wissen, wie Schimmel tickt und sein Verhalten und seine Schwächen zu kennen. So unbezwingbar der Schimmel auch erscheinen mag, lassen Sie sich nicht entmutigen und geben Sie nicht auf. Sie haben die Macht und die Informationen, sich bald besser zu fühlen. Nutzen Sie die Werkzeuge, die dieses Buch liefert, und befolgen Sie die einzelnen Schritte. Suchen Sie sich einen auf Schimmelpilzerkrankungen spezialisierten Arzt, der Sie anleitet. Sie können den Schimmel besiegen und Ihre Gesundheit wiederherstellen!

## 1.4 Diagnose & Tests

### WAS SAGT DER NAME AUS?

Wie lautet Ihre offizielle Diagnose, wenn Sie an Schimmelpilz erkrankt sind? Das hängt oftmals davon ab, ob Ihr Arzt Erfahrung mit Schimmelpilzerkrankungen hat oder nicht. Wie Sie in den bisherigen Fallbeispielen und Erfahrungsberichten sehen konnten, ist es zwar möglich, dass Ihre Diagnose zwar Ihre Symtome beschreibt, doch die zugrundeliegende Ursache ist in Wahrheit Schimmel.

Die meisten Ärzte haben Schimmel nur dann auf dem Radar, wenn die Symptome zur Definition der „Schimmelpilzallergie" passen. Der Ausdruck trifft es allerdings nur zum Teil, denn die Allergie deckt nur den Teil der „Sporenerkrankung" ab. Eine Schimmelpilzerkrankung ist viel mehr als nur eine Allergie. Eine erweiterte Diagnose ist nötig, die auch die Mykotoxin-Erkrankung umfasst, allerdings gibt es keine. In diesem Buch spreche ich von Schimmelpilzerkrankung und hoffe, dass Sie mittlerweile wissen, dass es sich dabei sowohl um die „Sporen"- als auch um die „Mykotoxin"-Erkrankung handelt.

Führende Experten auf dem Gebiet verwenden so treffende Ausdrücke wie „toxisches Schimmelpilzsyndrom", „Biotoxin-Krankheit", CIRS (Chronisches inflammatorisches Response-Syndrom), „Mykotoxikose" etc. Doch egal, wie Sie es nennen, Schimmel kann Sie krank machen, und zwar nicht nur durch seine Sporen. Falls Sie nur das aus diesem Buch mitnehmen, habe ich mein Ziel schon erreicht.

### TESTEN SIE SICH

Falls Sie es noch nicht getan haben, sollten Sie sich jetzt die Zeit nehmen, um „Cristas Schimmelpilz-Fragebogen" am Anfang des Buches auszufüllen. Notieren Sie sich unbedingt das Datum. Am besten machen Sie den Test, bevor Sie gesundheitliche oder bauliche Maßnahmen in Angriff nehmen. Füllen Sie den Fragebogen während Ihres Heilungsprozesses regelmäßig erneut aus. Er ist ein gutes Hilfsmittel, um einen Überblick über die Fortschritte zu bekommen.

## HILFREICHE LABORTESTS

Wenn Sie „Cristas Schimmelpilz-Fragebogen" ausgefüllt haben und nun befürchten, vom Schimmel krank geworden zu sein, brauchen Sie weitere Informationen. Sie können Ihren Arzt um die folgenden Labortests bitten. Was ich am „System" frustrierend finde, ist, dass man viele dieser Tests selbst bezahlen muss. Achten Sie also darauf.

Ich lade Ärzte, die mehr über die Beurteilung und Behandlung von Schimmel- und Mykotoxinerkrankungen wissen wollen, ein, meinen Kurs für medizinisches Personal zu absolvieren, in dem ich die medizinischen Aspekte weitaus detaillierter erkläre.

## URINTEST AUF MYKOTOXINBELASTUNG

Das ist eine einfache Urinprobe, bei der Mykotoxine in Ihrem Urin erfasst werden können. Zeigt er an, dass Sie Mykotoxine im Urin haben, bedeutet das entweder, dass Sie aktiv Schimmel ausgesetzt sind oder dass in Ihrem Körper sich schlecht benehmende Pilze hausen – oder beides. Dieser simple Test kann bei der Bestätigung, dass Schimmel Ihr Problem ist, helfen. Einige meiner „Kanarienvogel"-Patienten bekamen dadurch die Bestätigung, dass ihre gesundheitlichen Probleme echt waren.

Der Test eignet sich auch hervorragend, um den Behandlungsfortschritt zu messen. Ich konnte schon häufig einen Zusammenhang zwischen der Stärke der Symptome und dem Mykotoxinspiegel feststellen. Wenn sich die Symptome bessern, sinkt der Mykotoxinspiegel und umgekehrt. Wenn der Mykotoxinspiegel ansteigt, verschlechtern sich die Symptome.

| ZWECK | LABORTESTS |
|---|---|
| **Anämie** | großes Blutbild |
| **Allergie** | Immunglobulinreaktion auf Schimmel (nicht nützlich für Mykotoxinreaktionen) |
| **Immunfunktion** | Vitamin D (25-Hydroxy-Vitamin D)<br>Leukozytenanzahl<br>Anzahl der natürlichen Killerzellen (NK-Zellzahltest)<br>Funktion der natürlichen Killerzellen (NK-Zellfunktionstest)<br>Anzahl der T-Zellen<br>Anzahl der B-Zellen<br>Transformierender Wachstumsfaktor ß-1 (TGF ß-1) |
| **Glutathion** | Glutathion in roten Blutkörperchen |
| **Leberwerte** | Leberenzyme (ALT, AST, GGT) |
| **Nierenwerte** | Kreatinin<br>Glomeruläre Filtrationsrate (GFR)<br>Antidiuretisches Hormon (ADH) |
| **Candidaüberbesiedelung** | Immunglobulinreaktion auf Candida albicans |
| **Genetische Anfälligkeit** | HLA-DR/DQ (DRB1, DQB1, DRB3-5) |
| **Indikatoren & Auswirkungen** | Urintest auf organische Säuren |

Manchmal werden eingelagerte Mykotoxine während eines Entgiftungsprozesses ausgeschieden und die Personen verspüren eine vorübergehende Verschlechterung ihrer Symptome. Das lässt auf einen Zusammenhang zwischen Mykotoxinbelastung und Symptomen schließen.

Ich halte den Urintest auf Mykotoxinbelastung für ein sehr nützliches Diagnosemittel für die meisten Schimmelpilzpatienten, aber nicht für alle. Ein paar wenige haben so gestörte Entgiftungssysteme, dass die Giftstoffe nicht bis in den Urin transportiert werden. Der Arzt kann versuchen, die Ausscheidung zu verstärken, aber das kann eine Verschlechterung der Symptome mit sich bringen.

Weil sich in bestimmten Nahrungsmitteln Mykotoxine befinden können, empfehle ich Ihnen, die verbotenen Nahrungsmittel und Getränke, die ich in Abschnitt *2.1 Vermeidung* (Seite 72) aufgeführt habe, drei Tage vor der Durchführung des Urintests nicht mehr zu konsumieren. Das verringert die Wahrscheinlichkeit, dass, wenn Mykotoxine gefunden werden, diese ausschließlich aus der aufgenommenen Nahrung stammen. Außerdem sollte für den Test der erste Morgenurin gesammelt werden. Dieser Test muss aus der eigenen Tasche bezahlt werden.

### LABORTESTS

Die folgenden Labortests können als Screening-Tool genutzt werden, um zu schauen, ob Ihr Körper mit Schimmel belastet ist. Die meisten sind Bluttests, sofern nicht anders angegeben.

Einer der spezifischsten Tests, mit dem Ihr Arzt herausfinden kann, ob Schimmel zu einer Abwehrschwäche führt, ist der NK-Zellfunktionstest. Dieser unterscheidet sich vom NK-Zellzahltest. NK-Zellen sind Teil Ihrer „Immunarmee“.

Der Schimmelexperte Dr. Joseph Brewer berichtete mir erstmalig vom Phänomen, dass durch Schimmelpilz erkrankte Personen häufig eine normale NK-Zellzahl bei gleichzeitig niedriger NK-Zellfunktion haben. Der Körper versucht, die geringe Funktion durch eine Steigerung der Zellzahl auszugleichen. Schimmel ist einer der wenigen Erreger, der die Funktion oder Aktivität der natürlichen Killerzellen reduziert. Der NK-Zellfunktionstest grenzt nicht nur die Diagnose in Richtung Schimmelpilzerkrankung ein, sondern ist auch ein nützlicher Test für den Behandlungsfortschritt.

### STUHLTEST

Genau, finden Sie heraus, wie es um Ihren Kot bestellt ist. Eine umfangreiche Stuhlanalyse ist eine zuverlässige Methode, Pilze im Körper ausfindig zu machen. Eine Pilzfehlbesiedelung im Darm zeigt, dass der Körper sehr stark mit Pilzen belastet ist. Manche Labore testen auch, ob der Pilz auf verschiedene Behandlungen anspricht, sodass Ihr Arzt die beste Behandlungsmöglichkeit finden kann.

Eine Einschränkung ist, dass dieser Test nicht zeigt, was zu der Pilzfehlbesiedelung führte. Schlechte Ernährungsgewohnheiten können durchaus die einzige Ursache sein. Aber wenn jemand alles richtig macht und trotzdem bei der Verdauung Symptome einer Schimmelpilzerkrankung auftreten, würde ich diesen Test anwenden. Fragen Sie beim Labor nach, wie lange Sie auf Probiotika verzichten sollen, ehe Sie die Stuhlprobe nehmen, damit Sie die besten Ergebnisse erhalten. Dieser Test muss selbst bezahlt werden.

### KULTUR AUS NASENABSTRICH

Die Nützlichkeit dieses Tests ist umstritten. Die Genauigkeit ist fraglich und viele Labore kontrollieren nicht, ob bestimmte Mikroben im Biofilm der Nase vorhanden sind. Der Test kann hilfreich sein, wenn Sinusitis das Hauptproblem ist und auf keine Behandlung anspricht.

Kein Test ist perfekt. Wichtig zu wissen ist, dass viele nasal angewandten Medikamente dazu führen können, dass das Testergebnis unauffällig ist, obwohl eigentlich eine Erkrankung vorliegt. Wenn Ihr Arzt eine Kultur aus dem Nasenabstrich angeordnet hat, müssen Sie daher vorher alle Nasenspülungen oder -sprays absetzen. Die langfristige Verwendung von cortisonhaltigen Nasensprays kann die Genauigkeit ebenfalls beeinträchtigen. Bei einer Patientin reichte der Aromazerstäuber neben ihrem Bett aus, dass die Kultur negativ war. Vor der nächsten Kultur verwendete sie den Zerstäuber nicht mehr und die Viecher in ihren Nasennebenhöhlen konnten entdeckt werden. Das zeigt mir, dass ätherische Öle gute Hilfsmittel gegen Pilze in den Nasennebenhöhlen sind.

### SHOEMAKER

In keinem Buch über Schimmelpilze sollte eine Hommage an den wegweisenden Arzt, Forscher und Schimmelbekämpfer Dr. Ritchie Shoemaker fehlen. Er hat sich schon lange vor allen anderen mit dem Thema der Schimmelpilze befasst und herausgefunden, dass seine Patienten, die sich in Gebäuden mit Feuchtigkeitsschaden aufhielten, multisystemische und multisymptomatische Krankheiten bekamen. Diese scharfsinnige Beobachtung führte zu jahrzehntelanger Forschung, innovativen Tests und Behandlungen. Durch seine unermüdlichen Bemühungen wurden Mediziner auf Schimmel und Schimmelpilzerkrankungen aufmerksam gemacht.

Es gibt einige Shoemaker-Labortests, die für die Bewertung der Schimmelpilzerkrankung herangezogen werden können. Dr. Shoemaker bietet auch Fortbildungskurse zu seinen Labortests und Behandlungsschemata an. Zwar habe ich nicht bei Dr. Shoemaker gelernt, aber ab und an benutze ich ein oder zwei dieser innovativen Tests, um mir ein vollständiges Bild zu machen oder zu wissen, in welche Richtung die Behandlung gehen sollte. Die meisten Tests müssen wahrscheinlich selbst bezahlt werden.

### VCS-TEST (KONTRASTEMPFINDLICHKEITSTEST)

Der einfachste und am wenigsten invasive Shoemaker-Test ist der *Visual Contrast Sensitivity Test* (VCS-Test oder Kontrastempfindlichkeitstest). Die meisten, die an einer Schimmelpilzerkrankung leiden, rasseln bei diesem Test der funktionalen Sehschärfe durch. Dabei wird geschaut, ob der Patient auf eine visuelle Herausforderung reagieren kann. Falls nicht, ist eine Schimmelpilzerkrankung sehr wahrscheinlich. Diesen Test finden Sie auf der Internetseite von Dr. Shoemaker, „Surviving Mold“ (siehe Abschnitt *Verweise*). [Anm. d. Verlags: Seite in engl. Sprache]

FALLBEISPIEL | **KEIN ALKOHOLIKER**

Ein Mann, Ende 50, suchte mich auf, weil er eine zweite Meinung einholen wollte. Sein Arzt vermutete ständig, er würde Alkohol trinken und sagte ihm, er müsse damit aufhören. Anscheinend wies bei ihm ein bestimmter Laborwert auf Alkoholismus hin, aber der Mann trank überhaupt keinen Alkohol.

Er sagte, das würde er, wenn nötig, sogar beim Grab seiner Mutter schwören.

Eigentlich war er zum Arzt gegangen, weil er Schmerzen im rechten Oberbauch hatte. Ihm war auch häufig übel und manchmal musste er sich übergeben. Er war fettleibig und lethargisch und man hatte bei ihm zuvor Prädiabetes diagnostiziert.

Seine Frau neckte ihn, er sei, nachdem die Kinder ausgezogen waren, faul geworden und hätte sich seine Männerhöhle gebaut. Das war eines der Kinderzimmer, das er sich zum Büro umgebaut hatte. Dort schloss er immer die Tür und drehte die Klimaanlage auf. Ihm war immer heiß und seiner Frau immer kalt. Sein Büro war sein kühler Rückzugsort, an dem er oft am Schreibtisch einschlief.

Der problematische Laborwert war der Gamma-GT-Wert. Dabei handelt es sich um ein Leberenzym, das bei Alkoholkonsum ansteigen kann. Auch seine anderen Leberwerte waren erhöht, was auf ein Leberproblem hinwies. Sein Blutzuckerspiegel war erhöht und merkwürdigerweise war sein Cholesterinspiegel sehr, sehr niedrig.

Seine Leber litt eindeutig. Aber nicht, weil er Alkohol trank. Sondern, weil er Mykotoxine einatmete. Die Klimaanlage am Fenster war voller Schimmel. Sie war Jahrzehnte alt und nie gereinigt worden. Er hatte sie aus dem Keller geholt, um sie in seine Männerhöhle einzubauen. Wenn er am Tisch saß, die Tür geschlossen und die Klimaanlage voll aufgedreht hatte, verpesteten der Schimmel und die Mykotoxine die Luft und seinen Körper.

## SIE HABEN SCHIMMEL ALS ÜBELTÄTER ENTLARVT?
## WAS TUN SIE NUN DAGEGEN?

# TEIL 2

# *DIE* 5 STRATEGIEN UND WERKZEUGE

# Das große Ganze

Viele der Hilfsmittel können Sie selbst anwenden, aber ich rate Ihnen dennoch, einen Arzt zu Rate zu ziehen, der sich mit Schimmelpilzerkrankungen auskennt. Zu wissen, welches Hilfsmittel und wie viel man davon anwenden soll, erfordert ein geschultes Auge. Ein Arzt hat auch den Vorteil, dass sein Geist klar und nicht vom Schimmel vernebelt ist. Außerdem hat er die erforderliche Ausbildung, um zu erkennen, ob die Beschwerden, die Sie auf Schimmel zurückführen, vielleicht ganz andere Ursachen haben.

Die Informationen in diesem Buch sind ein Anfang. Möglicherweise benötigen Sie eine eingehendere und umfassendere Behandlung. Leider ist das nichts Ungewöhnliches bei Schimmelpilzerkrankungen, weil sie oftmals erst sehr spät diagnostiziert werden.

**Die fünf Strategien und Werkzeuge in absteigender Wichtigkeit lauten:**

1. Vermeidung Grundlagen
2. Grundlagen
3. Schutz
4. Reparatur
5. Bekämpfung

### SCHÄLEN SIE DIE ORANGE!

Ich gehe bei der Behandlung einer Schimmelpilzerkrankung immer in einer bestimmten Reihenfolge vor. Diese ist zwar nicht in Stein gemeißelt, aber sie ist mein Ansatz, den ich entwickelt habe, nachdem ich mit vielen an Schimmelpilzen erkrankten Patienten gearbeitet hatte. Ich empfehle, sich an diese Reihenfolge zu halten, um das Leiden zu mindern.

Das Schälen einer Orange ist der beste Vergleich, der mir in den Sinn gekommen ist. Genau wie beim Schälen einer Orange kommt man erst dann an den Saft, wenn man die äußeren Schichten entfernt hat. Schälen Sie zuerst die äußerste Orangenschicht und dann die zweite, fluffige Schicht, sodass Sie an die Orangenspalten in der Mitte gelangen. Sie arbeiten sich durch jeden Bereich hindurch, bis Sie eine wahre Köstlichkeit erhalten. Das gleiche gilt für Schimmel.

Die ersten zwei Schichten müssen unbedingt vollständig entfernt werden. Bei den weiteren Spalten können Sie dann überlegen, was angegangen werden muss, damit Sie Ihr spezielles Problem lösen können.

Wenn Sie sich daran machen, den Schimmel zu bekämpfen, ohne Vorkehrungen zu treffen, *werden Sie kränker*. Das kann ich Ihnen garantieren. Die Vorkehrungen, die Sie mit den ersten Strategien treffen, schützen Sie. Sie sind sozusagen der Chemikalienschutzanzug, den

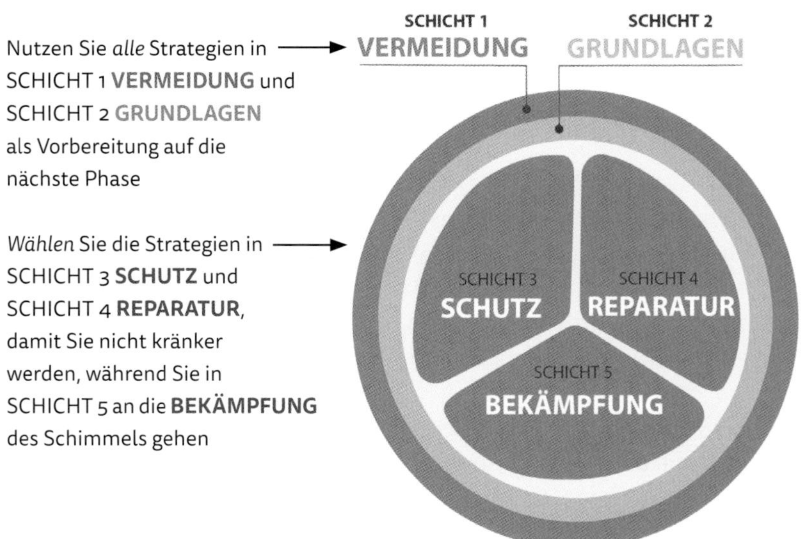

Schimmelsanierer tragen. Diese Experten kennen die Gefahren, die lauern, wenn man ungeschützt ein schimmeliges Gebäude betritt, darum treffen sie Vorkehrungen. Das müssen Sie ebenfalls tun.

Ich habe es falsch gemacht. Ich habe Patienten noch kränker gemacht. Als ich noch nicht wusste, wie Schimmel den Körper beeinflusst, verschrieb ich meinen Patienten sofort eine antimykotische Behandlung – und ihre Symptome verschlechterten sich.

Jedes Schimmelpilzsymptom, das Sie jetzt haben, wird viel schlimmer, wenn Sie sich ohne Plan oder Vorbereitung in die Schlacht gegen den Schimmel stürzen.

### HERX

Die Verschlechterung der Schimmelpilzsymptome wird oftmals als Herx bzw. Jarisch-Herxheimer-Reaktion bezeichnet. Darunter versteht man, dass man vorübergehend kränker wird, wenn man an der Verbesserung seiner Gesundheit arbeitet. Eine echte Herxheimer-Reaktion tritt auf, wenn sehr viele Schimmelpilze absterben und diese ihr toxisches, entzündungsförderndes Inneres in der Gegend verteilen. Man wird kränker, weil der Körper versucht, diesen Scherbenhaufen zu beseitigen, aber mit der Arbeit nicht hinterherkommt.

Bei Schimmel betrifft die Herxheimer-Reaktion direkt das Gehirn und beeinflusst Ihr Denken. Die Menschen fühlen sich hoffnungslos, hilflos und überfordert. Möglicherweise weinen sie oder berichten, sie würden sich trauriger denn je fühlen, können aber nicht einmal einen Grund benennen. Mir wurde beschrieben, dass sie das Gefühl hatten, neben sich zu stehen, wie im Nebel oder unter Drogeneinfluss.

Weitere Herxheimer-Reaktionen können auch andere Körpersysteme beeinflussen: entzündungsfördernde Schimmelpilzbestandteile können Fieber, Schüttelfrost, Schmerzen, Muskelschmerzen, Hautausschlag, Gelenkentzündungen und -steifigkeit, Schmerzen im Oberbauch, Verstopfungen und krampfartigen Durchfall verursachen.

Diese Reaktionen können durch die Hilfsmittel, in der richtigen Reihenfolge angewandt, minimiert werden.

### WENN ES SICH ZU SCHWER ANFÜHLT, IST ES ZU SCHWER

Ich bin kein Fan davon, sich der Herxheimer-Reaktion auszusetzen. Ich erzähle Ihnen davon, damit Sie vorgewarnt sind, dass das passieren kann. Es ist nicht ungewöhnlich, dass man sich schlechter fühlt, wenn man seinen Zustand verbessern möchte, aber es ist auch nicht notwendig. Gut vorbereitet können Sie auch sanft durch diesen Prozess gleiten und sich nach und nach immer besser fühlen, ohne dass sich die Symptome erst einmal verschlechtern müssen. Allerdings ist eine gute Vorbereitung auch keine Garantie dafür, dass keine Herx-Reaktion eintritt. Aber die Wahrscheinlichkeit dafür ist geringer.

Bei Schimmel und in der Umweltmedizin geht der Trend in die Richtung, die „Herxheimer-Reaktion auszuhalten“, als ob ein Herx der Beweis sei, dass man auf dem richtigen Weg wäre. Die Idee dahinter ist, dass je länger und stärker der Herx ausfiel, desto mehr Schimmelpilze abgetötet wurden. Ich bin da anderer Meinung.

Eine richtige Herxheimer-Reaktion dauert zwei bis drei Tage und flaut dann ab. Manchmal ist dafür Unterstützung nötig (das sind andere Hilfsmittel und Strategien, die in Abschnitt 2.5 *Bekämpfung* beschrieben werden). Wenn sich Ihre Symptome nach Beginn einer Behandlung drastisch verschlechtern und das auch länger als drei Tage anhält, dann ist es zu viel.

Immer, wenn es sich zu schwer anfühlt, verlangen Sie wahrscheinlich zu viel von Ihrem Körper. Legen Sie eine Pause ein, bis es besser wird. Dadurch fallen Sie nicht wieder zurück, sondern es kann sogar besser sein, wenn Sie für die nötige Ruhe sorgen und Ihre Nährstoffreserven wieder auffüllen.

Ruhe, Reflexion und Neubewertung werden in diesem Buch nicht viel Raum gegeben, sollten aber unbedingt erfolgen. Nur Sie können wissen, wann es Zeit ist, eine Pause einzulegen. Vertrauen Sie da auf sich selbst!

## ÜBERTREIBEN SIE ES NICHT

Wenn Sie jetzt voller Tatendrang jede Menge Veränderungen durchführen und Ihre Gesundheit wiederherstellen wollen, dann ist das super. Aber tun Sie mir einen Gefallen: Setzen Sie keine Medikamente ab.

Ich habe das schon in der Praxis gesehen. Eine enthusiastische Patientin, die die Antwort auf ihr mysteriöses Leiden finden wollte, ging davon aus, dass der erste Schritt darin bestünde, alle Medikamente abzusetzen und sozusagen einen kalten Entzug zu machen. Das Ergebnis war eine Katastrophe.

Bitte, bitte, bitte widerstehen Sie der Versuchung, Ihre Medikamente abzusetzen! Das ist umso wichtiger, wenn Sie Cortison oder immunsupprimierende Medikamente einnehmen. Wahrscheinlich können Sie letztlich die Dosis reduzieren oder die Medikamente ganz absetzen, nachdem Sie die Ursache behandelt haben. Waren Schimmelpilze schuld, sind viele Immunsuppressiva nicht mehr nötig, wenn Sie behandelt wurden. Aber Sie müssen erst dafür sorgen, dass Sie die Medikamente nicht mehr benötigen, indem Sie Ihre Gesundheit und Vitalität wiederherstellen. Verlassen Sie sich auf Ihren Arzt, um festzulegen, wann dieser Schritt erfolgen kann.

## HEILUNG VERLÄUFT NICHT LINEAR

Das habe ich meinen Patienten schon unzählige Male erklärt. Wir wollen, dass Heilung in geordneten Bahnen verläuft, was aber einfach nicht der Fall ist. Wenn ich zu erläutern versuche, wie Heilung tatsächlich aussieht, dann beschreibe ich letztlich einen keltischen Knoten und untermale das mit jeder Menge Gesten. Doch irgendwann gab ich auf und kritzelte etwas auf ein Blatt Papier.

Sind Sie bereit? Heute ist Ihr Glückstag! Ich präsentiere Ihnen jetzt eine für eine Patientin angefertigte, handgezeichnete Skizze, wie Heilung tatsächlich verläuft; es ist keine schöne Zeichnung, aber sie bringt das Thema auf den Punkt.

Links sehen Sie, wie Heilung unserer Meinung nach verlaufen sollte: ein konstanter Aufwärtsprozess mit ständiger Verbesserung. Rechts sehen Sie, wie Heilung tatsächlich verläuft: ein allgemeiner Aufwärtsprozess mit Verbesserung, aber mit jeder Menge Schleifen in „Rückwärtsrichtung", um den ganzen alten Dreck loszuwerden.

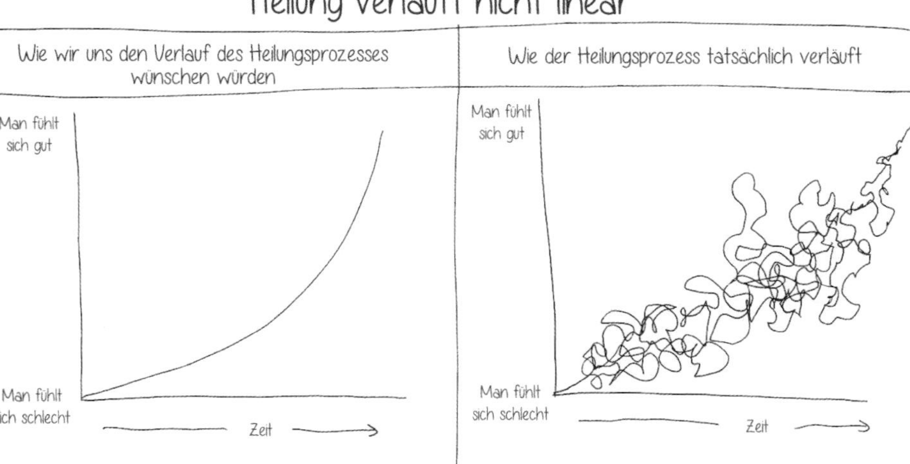


Die Heilung einer chronischen Krankheit verläuft anders als die einer akuten Erkrankung. Wenn man eine Erkältung hat, ist es am besten, sich auszuruhen und zu erholen: Bleiben Sie im Bett, schlafen Sie, trinken Sie viel und essen Sie nur wenig. Dann zeigt der Körper kontinuierlich immer weniger unangenehme Symptome. Wenn man sich von einer chronischen Krankheit wie einer Schimmelpilzerkrankung erholt, ist es am besten aufzustehen und zu kämpfen: Stehen Sie aus dem Bett auf, bewegen Sie Ihren Körper, suchen Sie eine saubere Umgebung auf, essen Sie bestimmte Nahrungsmittel und halten Sie sich an den Plan. Dann wird Ihr Körper in Schüben heilen.

Das Ziel ist, weniger schlechte und mehr gute Momente zu bekommen, damit die schlechten Momente „weniger schlecht" werden, während die guten Momente „besser“ werden. Ist das der Fall, sollten Sie sich weiter an den Plan halten. Er funktioniert. Zweifeln Sie ihn nicht an.

### HEILUNG VERLÄUFT UNSTRUKTURIERT

Die Sprache des menschlichen Körpers kann sehr verwirrend sein. Vielleicht sind Sie schon zu 100 Prozent auf dem Weg der Heilung, aber Ihr schlimmstes Symptom scheint sich überhaupt nicht zu bessern. Oder Sie entwickeln plötzlich ein wirklich störendes Symptom, das Ihnen das Gefühl gibt, als würden Sie dafür bestraft, das Richtige zu tun.

Der Körper heilt sich selbst in einer ganz bestimmten inneren Reihenfolge. Die wichtigsten Körpersysteme kommen zuerst dran, dann folgt das nächstwichtigste und so weiter.

Zeit für ein Quiz!

Was ist im Falle einer Verletzung für das menschliche Überleben wichtiger: das Gehirn oder die Haut?

Wenn Ihre Antwort „das Gehirn“ lautete, dann denken Sie wie ein menschlicher Körper. Ich habe diese beiden Beispiele absichtlich so gewählt.

Sehr häufig entwickelt jemand, der schon lange durch Schimmelpilze krank ist und Symptome hat, die das Gehirn betreffen, einen Hautausschlag. Parkinson-ähnlicher Tremor wird genau dann deutlich besser, wenn ein neuer Ausschlag auftritt. Der Körper drängt die Mykotoxine aus dem zentralen Nervensystem nach draußen in die äußerste Schicht des Körpers – die Haut –, was zu einem Ausschlag führt. In dieser Form dankt Ihnen Ihr Körper! Hört sich merkwürdig an, oder?

Wenn Sie es richtig machen, nutzt Ihr Körper sein neugewonnenes Antriebsmittel, um den Schimmel und die Mykotoxine aus den tiefen Systemen bis an die Oberfläche auszuleiten, von den lebenswichtigen Organen hin zu denen, die im Körper aufräumen, und von den schädlichsten Stoffen hin zu den am wenigsten schädlichen.

Wenn sich Ihre Augen verbessert haben (die Fähigkeit zu sehen ist wichtig für das Überleben), Sie aber Fußpilz bekommen (unangenehm, beeinflusst aber nicht die grundsätzliche Überlebensfähigkeit), sind Sie auf dem richtigen Weg.

Wenn sich Ihr Gleichgewichtssinn (Hirnfunktion) verbessert hat, aber der Schleim, der hinten aus Ihrer Nase tropft, wieder zurück ist (Reizung), dann laufen die Dinge in die richtige Richtung.

Wenn Sie die Schichten der Orange abziehen, lösen Sie häufig ein altes Symptom aus. Oftmals wird dieses durch seine Aktivierung beseitigt, was nicht unbedingt etwas Schlechtes sein muss. Heilung verläuft unstrukturiert und ungeregelt. Schauen Sie sich Ihre grundlegenden Körperfunktionen an, dann erkennen Sie, wie es Ihnen geht – Energie, Schlaf, Verdauung und Stimmung. Wenn sich Ihre grundlegenden Körperfunktionen verbessern, sollten Sie sich an den Plan halten.

## MACHEN SIE ES SICH LEICHT

Wenn Sie an einer Schimmelpilzerkrankung leiden, ist das alles vermutlich zu viel für Sie. Dieses Buch zu lesen ist wahrscheinlich schon mehr als Sie leisten können, ganz zu schweigen davon, es in die Tat umzusetzen. Greifen Sie daher ruhig zu den tief hängenden Früchten und machen Sie es sich leicht.

Verlassen Sie die schädliche Umgebung. Das allein kann Ihre Energie steigern und Ihnen zu mehr Klarheit verhelfen. Als nächstes sollten Sie dann einen Plan ausarbeiten.

> In Kriegen wird immer nur **eine Schlacht gleichzeitig geschlagen**

Gehen Sie sanft mit sich um. Seien Sie realistisch. Es gibt hier keinen perfekten Weg. Ziehen Sie jeweils eine machbare Sache durch und warten Sie dann ab. Machen Sie langsam. Jeder Schritt in Richtung Gesundheit ist hilfreich. Geben Sie nur nicht auf.

Ihre Gesundheit **KANN** besser werden!

## 2.1 Vermeidung

Diese gesamte Schicht der Orange, jeder Vorschlag in diesem Abschnitt, ist notwendig. Die Ratschläge in dieser Schicht sind die Grundvoraussetzungen. Sie legen den Grundstein dafür, dass die restlichen Strategien und Werkzeuge richtig funktionieren können.

Jeder Aspekt der VERMEIDUNG ist nötig, um wieder gesund zu werden. Die, die Scheuklappen aufsetzen und „Vermeidung vermeiden", reagieren auf Behandlungen verzögert oder weniger gut oder haben Rückschläge. Manche werden einfach nicht gesünder.

Ehe Sie Veränderungen einführen, sollten Sie „Cristas Schimmelpilz-Fragebogen" ausfüllen und das Datum notieren. Das ist Ihre Ausgangssituation.

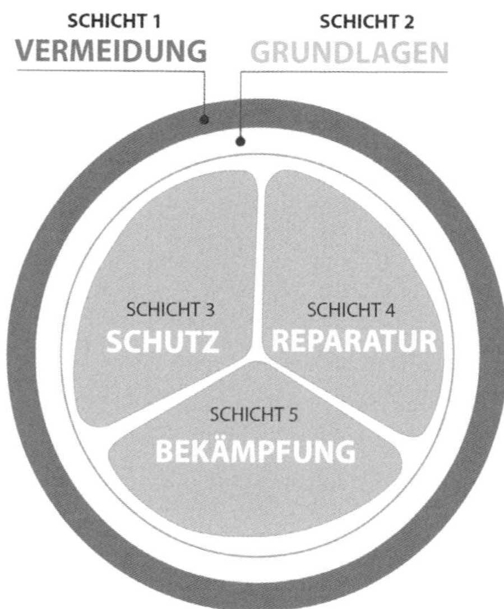

Machen Sie den Test erneut, nachdem Sie diese Schicht der Orange geschält haben. Sie werden überrascht sein, wie viel Sie durch das Werkzeug der Vermeidung verbessern können.

### VERMEIDUNG

Laut meinem Umweltmedizin-Lehrer und Entgiftungs-Guru Dr. Walter Crinnion sind dies die drei wichtigsten Regeln bei toxischer Innenraumbelastung:

1. VERMEIDUNG
2. VERMEIDUNG
3. VERMEIDUNG

Sie verstehen, worauf ich hinaus möchte?

Ja, eine Belastung mit Schimmelpilzen zu vermeiden, ist so wichtig, dass die Vermeidung auf den ersten drei Plätzen steht.

VERMEIDUNG **1 RAUS HIER!**
VERMEIDUNG **2 NICHTS MITNEHMEN!**
VERMEIDUNG **3 RAUS HIER!**

### 1 RAUS HIER!

Verlassen Sie die krankmachende Umgebung, wobei die Dauer noch unbekannt ist. Sanierungsmaßnahmen dauern meist länger als erwartet. Um Frustration zu vermeiden, sollten Sie also davon ausgehen, dass es länger dauert als angekündigt. Schauen Sie in Ihren Versicherungsunterlagen nach, ob ein vorübergehender Umzug abgedeckt ist, was häufig der Fall ist.

### 2 NICHTS MITNEHMEN!

Nehmen Sie so wenig wie möglich mit, nicht einmal Ihre Lieblingsgegenstände wie Stofftieren, Kissen etc. Auf Ihren Sachen können sich nämlich Schimmelsporen und -toxine befinden.

## 3 BELASTUNG VERMEIDEN

Sanieren Sie Ihre Umgebung, Ihre Ernährung und Ihre Gewohnheiten. An Schimmelpilz erkrankte Menschen scheinen von schimmeligen Plätzen, schimmeligen Nahrungsmitteln und schimmelfördernden Hobbies wie magisch angezogen zu werden. Das liegt daran, dass der Schimmelpilz in Ihrem Körper, wenn Sie ihn nicht ernähren, anfängt zu sterben, Toxine auszuspucken und Sie krank zu machen. Darum füttern Sie ihn. Sollten Sie aber nicht.

Okay, wahrscheinlich fragen Sie sich jetzt, wie Sie Schimmel vermeiden sollen, wenn er doch in Ihren Nasennebenhöhlen wohnt. Erinnern Sie sich daran, dass ich am Anfang schrieb, dass Sie, wenn Sie an einer Schimmelpilzerkrankung leiden, das Problem mit sich nehmen – und zwar in Ihren Nasennebenhöhlen? Sie können den Schimmelpilzen in Ihren Nasennebenhöhlen nicht aus dem Weg gehen. Sie werden sie abtöten. Aber erst nach der richtigen Vorbereitung.

### KOCHEN SIE NICHT IHREN EIGENEN FROSCH

Was tat ich, als ich feststellte, dass wir Schimmel im Haus hatten? Ich bin eine auf dem Gebiet der Schimmelpilze ausgebildete Ärztin, darum brachte ich natürlich meine Familie aus der Schusslinie … richtig?

Nein, leider nicht. Ich blieb. Und wir wurden krank.

Können Sie das glauben? Sogar als ich herausgefunden hatte, dass Schimmel das Problem war, blieben wir in der krankmachenden Umgebung. Wir wohnten weiterhin dort, weil ich das Ausmaß unseres Problems unterschätzte. Doch dadurch wurden wir krank. Unsere Frösche wurden langsam gekocht!

Von allen Umwelterkrankten, mit denen ich gearbeitet habe, widersetzen sich die durch Schimmel erkrankten Patienten am heftigsten der Vorstellung, dass Schimmel das Problem sein könnte. Sie sind äußerst stur, wenn es darum geht, ihre schimmelige Umgebung zu verlassen. Ich bin dafür ein Paradebeispiel. Ich habe da einiges an Selbstanalyse betrieben.

Weil ich mein Schimmelproblem unterschätzte, brachte ich mich und meine Familie nicht aus dem Haus. Wie konnte es dazu kommen, dass ich mich bei meinen Schimmelpilzpatienten einreihte und mein krankmachendes Zuhause nicht verließ?

Ich erwähnte es bereits. Wenn Sie die krankmachende Umgebung verlassen, verliert der Schimmel in Ihren Nasennebenhöhlen und im Verdauungstrakt seine Gesellschaft. Er beginnt zu sterben. Und wie ich bereits erklärt habe, geht Schimmel nicht kampflos unter. Wenn Schimmel stirbt, werden Mykotoxine in noch größerer Menge in Ihren Körper abgegeben. Wenn mehr Mykotoxine freigesetzt werden, fühlen Sie sich schlechter. Das sind meist keine offensichtlichen Symptome, sondern solche wie Gehirnnebel („Brain Fog"), Erschöpfung, Ablenkbarkeit, Reizbarkeit oder Heißhunger auf Süßigkeiten.

Darum scheinen Schimmelpilzbetroffene nicht in der Lage zu sein, ihre Umgebung zu verlassen, und darum ziehen sie meist noch mehr Schimmel an. Es ist quasi der Jedi-Trick des Schimmels, Sie zu seinem Essen zu machen. Der erste Schritt im Kampf gegen Schimmel besteht darin, schimmelfördernde Umgebungen, Nahrungsmittel, Getränke und Gewohnheiten zu vermeiden.

Zusammengefasst lauten die Kategorien der **VERMEIDUNG** …

1. Lebensumfeld
2. Luftqualität
3. zu vermeidende Nahrungsmittel
4. zu vermeidende Getränke
5. Vorsicht bei Nahrungsergänzungsmitteln & Medikamenten
6. Hobbys & Gewohnheiten

## 1. LEBENSUMFELD

Werden Sie bei muffigem Geruch misstrauisch. Wenn ein Ort muffig riecht, rennen Sie weg. Auch wenn ein Ort keinen merkwürdigen Geruch hat, aber IRGENDEIN Schimmelsymptom auftritt, sollten Sie das Weite suchen. Denken Sie daran, dass Schimmel sowohl durch seine Sporen als auch seine Gase krank macht und dass gefährliche, giftigste Gase geruchlos sind. Wenn Sie aber einen muffigen, schimmeligen Geruch wahrnehmen, wissen Sie mit Sicherheit, dass dort Schimmel ist.

Sich aus der krankmachenden Umgebung zu entfernen, ist wichtig, aber entscheidend ist, dass der Ort schließlich in Ordnung gebracht wird. Das nennt man Sanierung. Unter Sanierung ist zu verstehen, dass die Ursache für die Feuchtigkeit korrigiert wird und die belasteten Materialien entfernt werden. Mehr über das Thema Sanierung erfahren Sie in *Kapitel 3 – Gebäude.*

## 2. LUFTQUALITÄT

Sorgen Sie für saubere Luft. Die Luft in Innenräumen ist meist schlechter als die draußen. Darum bin ich ein großer Fan von geeigneter Luftfilterung. Allerdings sind nicht alle Luftfilter gleich. Im Abschnitt *Verweise* habe ich Ihnen meine bevorzugten Luftfilter aufgeführt. Wenn es um Schimmelsanierung geht, brauchen Sie nicht nur einen Luftfilter, der Sporen einfängt, sondern er muss auch die Luft von Mykotoxinen befreien können.

Erinnern Sie sich an das Lungenbild in Abschnitt *1.1 – Der geheime Plan?* Es zeigt, dass Mykotoxine winzig klein sind und durch die Lunge in Ihren Körper eindringen können. Sie brauchen daher einen Luftfilter, der bis auf Mykotoxinebene filtern kann. Also bis zu einer Größe von 0,1 Mikrometern.

Vermeiden Sie alle Luftfilter, die Ozon abgeben. Ozon ist schädlich für die Atemwege. Aber keimtötende Luftfilter, die ionisierten Sauerstoff ausstoßen, sind in Ordnung.

Für die Chemiebegeisterten: Der Sauerstoff, den wir atmen, besteht aus zwei Sauerstoffmolekülen, die glücklich miteinander verbunden sind. Ozon besteht aus drei Sauerstoffmolekülen – was ein richtiges Problem in Form von „drei sind einer zu viel“ darstellt. Das zusätzliche Sauerstoffmolekül ist auf der Suche nach seinem eigenen Partner. Wenn es einen kompatiblen Partner findet, drängt es andere Bindungspartner aus dem Weg, was das Gleichgewicht der anderen chemischen Verbindungen stört. Diese „Oxidierung“ führt zu einer Gewebezerstörung. Bei Inhalation kann das Lungengewebe verletzt werden.

Ionisierter Sauerstoff ist anders. Er sorgt für den frischen Geruch von Wasserfällen, an der Küste und luftgetrockneten Laken. Ionisierter Sauerstoff ist normaler Sauerstoff (zwei Moleküle) mit ein wenig mehr Energie. Ionisierter (oder energetisierter) Sauerstoff ist sicher für die Lunge und steckt voller Energie. Diese Extraportion Energie gibt er an unseren Körper ab und dringt leicht in tiefere Gewebeschichten ein – wo auch die Mykotoxine sitzen können. Wenn Sie nicht in der Nähe eines Ozeans oder einen anderen natürlichen Quelle für ionisierten Sauerstoff leben können, ist ein keimtötender Luftfilter eine gute Alternative.

Ein guter Luftfilter ist KEIN Ersatz für eine Sanierung. Knapp sieben Quadratzentimeter Schimmel enthalten rund eine Million Sporen. Eine Million Sporen geben 500 Millionen Schimmelpartikel ab. Mykotoxine werden dann aus 501 Millionen mykotoxinbildenden Sporen und Partikeln abgegeben. Das sind jede Menge Ballons voller toxischem Gas, das jeden Tag in Ihre Innenräume abgegeben wird.

Luftfilter sind **kein Ersatz** für eine Sanierung

Egal in welcher Anzahl, Luftfilter, geöffnete Fenster oder Ventilatoren können es keinesfalls mit einer so großen Menge an Mykotoxinen aufnehmen.

Das sind mehr toxische Gasbomben als ein Luftfilter bewältigen kann. Eine Sanierung ist unbedingt erforderlich. Luftfilter sind nur ein Hilfsmittel, um Sie vor einer möglichen Kreuzkontamination durch die Sanierung zu schützen.

FALLBEISPIEL | **C-PAP-DEMENZ**

Die erwachsenen Kinder einer meiner Langzeitpatientinnen Ende 70 kamen zu mir, weil sie sich Sorgen machten, da ihre Mutter erste Anzeichen von Demenz zeigte. Die tatkräftige Dame, die immer völlig unabhängig gewesen war, fing an, Sachen zu vergessen, wie beispielsweise nachts das Garagentor zu schließen, weshalb sich ihre Kinder Gedanken um ihre Sicherheit machten.

Die Frau schien immer verwirrter zu werden und litt unter Gleichgewichtsproblemen. Ihrem 76-jährigen Ehemann ging es gut, außer, dass er darüber jammerte, dass er nachts ein C-PAP-Gerät benutzen musste, weil er unter Schlafapnoe litt. Auch sie selbst nutzte ein C-PAP-Gerät, weil sie aufgrund eines Restless- Legs-Syndroms Schlafprobleme hatte.

Nachdem ich andere mögliche Ursachen ausgeschlossen hatte und einen Hausbesuch machte, wuchsen meine Bedenken hinsichtlich Schimmel. Das Ehepaar lebte in einem alten Haus und gab zu, dass sie nicht so häufig Staub wischten. Wir stellten im Schlafzimmer einen qualitativ hochwertigen Luftfilter auf. Seine Schlafprobleme verbesserten sich. Ihre verschlimmerten sich.

Sie erzählte, sie hätte nachts Ängste. Sie machte sich Sorgen, ärgerte sich und triviale Dinge erschienen ihr unüberwindbar. Außerdem wusste sie nicht mehr, wo sie war. Sie sagte, in einem anderen Bereich des Hauses würde sie mittags wie ein Baby schlafen – an einer Stelle, die zu weit entfernt war, dass sie ihr C-PAP-Gerät hätte nutzen können. Ich hatte genau dieses Gerät in Verdacht. Tests ergaben hohe Mengen an Aspergillus im C-PAP-Gerät, allerdings nichts im Gerät des Ehemanns. Als ich sie zur Reinigung befragte, erzählte sie, dass sie das Gerät ihres Mannes regelmäßig reinigte, ihres allerdings manchmal nicht, weil sie ja nur unter Restless Legs litt und nicht unter Atemproblemen wie ihr Mann. Nachdem der Schlauch ausgetauscht und das Gerät ordnungsgemäß gereinigt worden war, verschwanden langsam die Demenzsymptome.

## 3. ZU VERMEIDENDE NAHRUNGSMITTEL

Die schlechte Nachricht zuerst: Jetzt geht es ans Eingemachte –, ich nehme Ihre Lieblingsgerichte und -getränke auseinander.

Aber beruhigen Sie sich, Sie müssen sie nur während der Schimmelbehandlung vermeiden. Wenn Sie aus der krankmachenden Umgebung raus sind und die Auswirkungen des giftigen Schimmels auf Ihren Körper ausgeleitet haben, können Sie sie wahrscheinlich wieder konsumieren. Lesen Sie dafür den Abschnitt *Wiedereinführung* unter 2.5 – *Bekämpfung*.

**ZU VERMEIDEN:**
**NAHRUNGSMITTEL** ERSTE STUFE

| | |
|---|---|
| jegliche Süßigkeiten | Trauben |
| eingelegte Nahrungsmittel | Backwaren |
| Trockenobst | alter Käse |
| Essig | Pilze |
| Sauerteigbrot | Schimmelkäse |
| Sojasoße | Mais |
| Hefe | Erdnüsse |
| Cantaloupe-Melonen | Kartoffeln |
| einfache Kohlenhydrate | Erdnussbutter |

Für die meisten Menschen reicht es aus, die Nahrungsmittel der ersten Stufe zu vermeiden, sofern sie auch die krankmachende Umgebung verlassen. Die Symptome nehmen ab und sie können den Schimmel bekämpfen. Manche Menschen benötigen allerdings mehr.

Sie fühlen sich erst besser, wenn sie sich an eine striktere Diät halten. Das kann man nur wissen, wenn man es ausprobiert hat.

**ZU VERMEIDEN:**
**NAHRUNGSMITTEL** ZWEITE STUFE

jegliches Obst
stärkehaltiges Gemüse
jegliches Getreide

fermentierte Nahrungsmittel
geschälte Nüsse
zucker- oder essighaltige Würzmittel
Sauerrahm oder andere Dickmilchprodukte

Wenn Sie sich besser fühlen, wenn Sie sowohl die Nahrungsmittel der ersten als auch der zweiten Stufe weglassen, haben Sie möglicherweise auch eine Candida-Überbesiedelung im Darm. Candida ist ein Hefepilz, den man üblicherweise im Magen-Darm-Trakt findet. Wie bei der Kolonisierung der Nasennebenhöhlen fangen friedlich miteinander lebende Hefen an, sich schlecht zu benehmen, nachdem sie einem Gebäude mit Feuchtigkeitsschaden ausgesetzt waren.

Hefen und Schimmelpilze gehören zur Familie der Pilze. Candida-Überwucherung ist sozusagen eine Pilzüberwucherung des Darms. Die Hefe bildet Giftstoffe, die den Schimmelgiften aus einem Gebäude mit Feuchtigkeitsschaden ähneln. Typischerweise füttern Nahrungsmittel, die Hefe nähren, auch Schimmelpilzkolonien.

Im Internet findet man unzählige Ernährungstipps gegen Candida. Vielleicht ist Ihnen aufgefallen, dass diese meiner Liste ähneln, aber nicht ganz identisch sind. Manche Nahrungsmittel tauchen auf meiner Liste nicht auf. Ich habe in meiner Tabuliste bewusst nur Nahrungsmittel aufgeführt, die auf Schimmel und Hefe zutreffen. Sie enthalten entweder Schimmel und Mykotoxine oder sie fördern eine Pilzfehlbesiedelung. Andere Listen sind umfangreicher und enthalten auch allgemeine Tipps zu gesunder Ernährung. Auch wenn ich es toll finde, wie umfangreich sie sind, so sind Schimmelpilzerkrankte jedoch bereits überfordert. Darum beziehe ich mich ausschließlich auf den Schimmel.

### 4. ZU VERMEIDENDE GETRÄNKE

Dieser Abschnitt wird Ihnen viel abverlangen. Ich entschuldige mich im Voraus dafür. Vergessen Sie nicht, dass es wahrscheinlich nur vorübergehend ist.

**ZU VERMEIDEN:**
**GETRÄNKE**

ALLE gesüßten Getränke
Obstsaft
Oolong und schwarzer Tee (teilweise fermentiert)
schimmeliger Kaffee (Stellen Sie sicher, dass Ihre Marke unabhängige Tests durchführt.)
Alkohol
fermentierte Getränke wie Cidre, Kombucha

Ich werde des Öfteren gebeten zu erklären, warum ich Kombucha auf die Vermeidungs-Liste gesetzt habe. Er ist dafür bekannt, gesundheitsfördernd zu wirken, indem er für ein Gleichgewicht der Darmbakterien sorgt, also scheint er zumindest auf dem Papier perfekt zu sein. Doch leider füttert er auch den Schimmel. Täglicher Kombucha-Konsum verhinderte bei einigen Patienten gesundheitliche Verbesserungen. Ich habe es schon erlebt, dass ein einziges Glas Kombucha bei einer an Schimmelpilzen erkrankten Person zu Blähungen, Krämpfen, Erschöpfung und lähmendem Gehirnnebel („Brain Fog") geführt hat.

Ein kleiner Tipp zur Vermeidung von Nahrungsmitteln und Getränken – gute Planung bei gesellschaftlichen Ereignissen ist unbedingt nötig. Bringen Sie Alternativen mit, informieren Sie die Gastgeber und überlegen Sie im Vorfeld, was Sie sagen werden, wenn Menschen Sie überreden wollen, etwas zu essen oder zu trinken, das Sie krank macht. Sagen Sie zum Beispiel „Nein, danke." oder „Das tut mir nicht gut." oder „Ich bin dagegen allergisch." oder „So eine verrückte Frau, die ein Buch über Schimmel geschrieben hat, meint, ich solle das nicht essen." Reagieren Sie kurz und knackig und gehen Sie dann zu einem anderen Thema über. Entschuldigung, dass ich so offen und ehrlich bin, aber bei einem gesellschaftlichen Ereignis möchte niemand die ganze Geschichte gehören. Trotzdem müssen Sie sich schützen. Überlegen Sie sich vorher etwas, das sich für Sie gut anfühlt, sagen Sie den Satz, wenn es nötig ist, und halten Sie sich nicht länger damit auf.

## 5. VORSICHT BEI NAHRUNGSERGÄNZUNGSMITTELN & MEDIKAMENTEN

Bei bestimmten Nahrungsergänzungsmitteln können sich Schimmelpilzerkrankte bei deren Einnahme noch schlechter fühlen.

Zu vermeidende **NAHRUNGSERGÄNZUNGS MITTEL:**

... solche, die aus Pilzen bestehen
... die auf Pilzen gezüchtet werden
... die Mykotoxine enthalten

Die Nahrungsergänzungsmittelindustrie nutzt eine innovative Technik, für die Schimmel zum Einsatz kommt, meist Aspergillus, um aktive Komponenten aus Pflanzenmaterial zu extrahieren. In der Theorie wird der Nährstoff bioaktiviert und die Bioverfügbarkeit wird erhöht. Das Problem ist, dass Schimmelpilzbetroffene nichts vertragen, was sich auch nur drei Meter in der Nähe von Schimmelpilzen befunden hat, geschweige denn, darauf gewachsen ist.

Wenn Sie ein Nahrungsergänzungsmittel zu sich nehmen, das mit Pilzen extrahiert, verarbeitet oder aktiviert wurde, vertragen Sie es womöglich überhaupt nicht. Viele B-Vitamine fallen in diese Kategorie. Wenn Sie nicht sensibel auf Schimmel reagieren, ist das kein Problem. Wenn Sie die krankmachende Umgebung verlassen haben und die Schimmelpilzerkrankung behandelt wurde, ist es auch kein Problem mehr. Aber solange Sie Symptome haben, sollten Sie gar keine Nahrungsergänzungsmittel zu sich nehmen, die mit Aspergillus, Pilzen, Hefe oder Schimmel verarbeitet oder fermentiert wurden.

In der Theorie wären medizinische Pilze perfekt bei Schimmelpilzerkrankungen, um die durch Schimmel verursachte Immunschwäche zu heilen. Leider ist es aber so, dass man, wenn man tatsächlich eine aktive Schimmelpilzerkrankung hat, dadurch noch kränker werden kann, weil die Waage weiter in Richtung Pilzfehlbesiedelung umschlägt. Sobald man aus der krankmachenden Umgebung raus ist und behandelt wurde, sind medizinische Pilze hervorragend geeignet, um das Immunsystem wieder ins Gleichgewicht zu bringen.

Gleiches gilt für Saccharomyces boulardii. Diese Hefe wird probiotischen Mischungen beigegeben, um eine Candida-Überwucherung zu bekämpfen. Sie ist eine sichere Hefe, die Candida aus dem Darm vertreibt, sich aber dort nicht ansiedeln kann. Man scheidet sie aus, sobald sie ihre Aufgabe erfüllt hat. Das ist ein weiteres Mittel, das in der Theorie perfekt ist, in der Praxis aber leider dazu geführt hat, dass sich bei Schimmelpilzerkrankten die Symptome verschlimmern. Viele meiner Kollegen sind anderer Meinung, doch ich spreche aus eigener Erfahrung.

**ZU VERMEIDEN:**
**NAHRUNGSERGÄNZUNGSMITTEL** PILZÜBERWUCHERUNG

Saccharomyces boulardii
Nährhefe
Heilpilze

**ZU VERMEIDEN:**
**NAHRUNGSERGÄNZUNGSMITTEL** AUF HEFE/SCHIMMEL GEZÜCHTET

Marken mit Aspergillus
manche B-Vitamine

**ZU VERMEIDEN:**
**NAHRUNGSERGÄNZUNGSMITTEL** KÖNNEN MYKOTOXINE ENTHALTEN

Rotschimmelreis
(kaufen Sie nur Marken, die ein unabhängiges Testverfahren haben)
Bienenpropolis

Achten Sie darauf, dass Sie keine Nahrungsergänzungsmittel zu sich nehmen, die mit Mykotoxinen belastet sind. Die meisten seriösen Unternehmen testen ihre Produkte regelmäßig auf Mykotoxinkontaminationen.

## ACHTUNG: GEGENANZEIGEN

**MEDIKAMENTE** ZWEI KATEGORIEN

ANTIBIOTIKA: Viele Arten von Antibiotika sind Mykotoxine. Sie basieren auf der antibakteriellen Wirkung von Schimmelmykotoxinen. Nehmen Sie diese Art von Antibiotika nur, wenn unbedingt nötig.
Versuchen Sie bei Bedarf erst andere Antibiotika zu nehmen.

STARKE ANTIMYKOTISCHE KRÄUTER UND MEDIKAMENTE: Konsumieren Sie diese nur vorsichtig, sofern Sie Ihren Körper nicht zuvor darauf vorbereitet haben.

## 6. HOBBYS & GEWOHNHEITEN

Menschen mit Schimmelpilzerkrankung suchen sich häufig Tätigkeiten und Orte aus, die das Überleben von Schimmelpilzen fördern, wie zum Beispiel das Restaurieren alter Gegenstände oder Orte, Bierbrauen, Brotbacken, Käse-Connaisseur, Sammeln seltener Bücher, Arbeit im Gebrauchtwarenladen, Hamstern im Allgemeinen und so weiter. Ich glaube, das ist der Trick des Schimmels, um sein eigenes Überleben zu garantieren. Ich behaupte nicht, dass jeder Bierbrauer eine Schimmelpilzerkrankung hat. Ich möchte damit nur sagen, WENN Sie durch Schimmel krank geworden sind, sollten Sie darauf achten, wie Sie sich bei dem, was Sie machen, fühlen.

Schauen Sie sich Ihre Gewohnheiten und Hobbys an. Ist das eine Leidenschaft? Oder fühlen Sie sich dazu verpflichtet?

### VERTRAUEN SIE SICH

Wenn Sie an bestimmten Orten körperliche Reaktionen verspüren, sollten Sie auf Ihren Körper hören. Wenn Sie sich nach dem Konsum bestimmter Lebensmittel dreckig fühlen, hören Sie auf Ihren Körper! Sie machen dabei selten etwas falsch, wenn Sie auf Ihren Körper hören.

Ihre Reaktionen sind für Sie und Ihre Mitmenschen sicher unangenehm. Darum neigt man dazu, diese Nachrichten des Körpers zu ignorieren, und es ist auch verlockend, Medikamente dagegen zu nehmen, wenn man die Reaktionen nicht mehr ignorieren kann. Die Menschen in Ihrer Umgebung werden froh sein, wenn Sie diese Nachrichten ignorieren. Denn Ihre Reaktionen zwingen andere Menschen wahrscheinlich dazu, etwas in ihrem Leben zu verändern. Den „Kanarienvögeln im Kohlebergbau", den ersten, die reagieren, wird oftmals nicht geglaubt oder andere motzen sie an, weil sie sich der Veränderung widersetzen wollen. Wir hassen Veränderungen. Veränderungen sind unschön. Krank werden aber auch.

Nach der ersten Sanierung in unserem Haus war ich sehr zufrieden. Ich hatte das Problem besiegt, ehe wir richtig krank werden konnten. Als ich mich besser fühlte und stärker wurde, konnte ich erkennen, wie ich mich in bestimmten Bereichen meines Hauses gefühlt hatte. Leider war meine Küche noch immer eine Problemzone. Ich fühlte mich wie im Nebel, war erschöpft und meine Lunge brannte.

Meinem Körper vertrauend machte ich einen Termin, um in einem vollständigen, dreckmachenden und unangenehmen Prozess den Fliesenboden und alle betroffenen Schränke herausreißen zu lassen. Von allem wollte ich Proben entnehmen, sogar von den Zementplatten. Man sagte mir, das sei unnötig, denn Schimmel würde nicht auf den Zementplatten unter den Fliesen wachsen. Aber ich reagierte darauf. Nachdem alles herausgerissen worden war, kamen die Handwerker netterweise meiner Bitte nach und schickten ein Stück ins Testlabor. Natürlich lautete das Ergebnis, dass er mit zwei Arten von Schimmelpilzen bewachsen war. Die Handwerker waren verblüfft, denn man hatte ihnen etwas anderes beigebracht. Sie interessierten sich für diese neuen Erkenntnisse und die Tatsache, dass meine „Kanarienvogel"-Sensibilität wissenschaftlich untermauert worden war. Ich bin so dankbar für meine Ausbildung und dass ich gelernt habe, meinem Körper zu vertrauen.

VERTRAUEN SIE SICH. Wenn Sie sich bei etwas schlecht fühlen, vermeiden Sie es.

## 2.2 Grundlagen

Genau wie bei der Schicht „VERMEIDUNG“, sollten auch bei der Schicht „GRUNDLAGEN“ alle Punkte berücksichtigt werden. Diese Schicht ist der Ausgangspunkt für fast alle Gesundheitsbelange, aber besonders hilfreich für Menschen mit Schimmelpilzerkrankung.

Schimmel bringt die grundlegenden Systeme und Rhythmen des Körpers heftig durcheinander. Dieser Abschnitt hilft Ihnen, wieder ein Gleichgewicht herzustellen.

Sobald Sie sie etabliert haben, werden die GRUNDLAGEN zum Lebensstil und zu Ihrer zweiten Natur, statt zu einer lästigen Pflicht. Machen Sie es sich zum Ziel, jede Woche einen neuen Abschnitt anzugehen und umzusetzen.

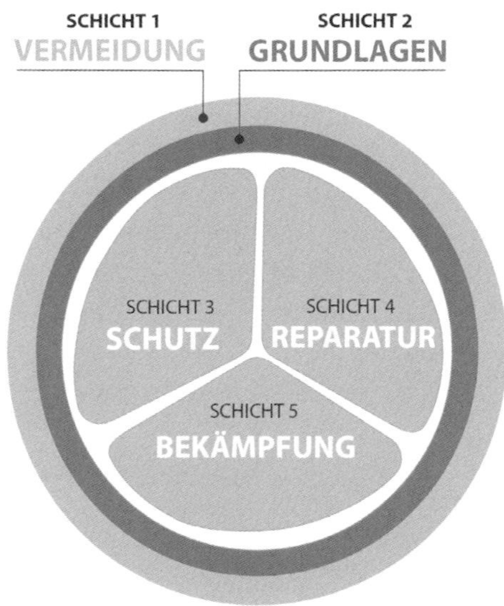

Die **GRUNDLAGEN** …

1. Schlaf-Wach-Rhythmus
2. Ausscheidungsorgane
3. Gesundheits-„Boogie Woogie"

## 1 SCHLAF-WACH-RHYTHMUS

Der Schlaf-Wach-Rhythmus wird auch Circadianer Rhythmus genannt, was im Grunde „täglicher Körperrhythmus" bedeutet, wie eine innere Uhr. Er bestimmt viele unserer automatischen Körpersysteme; Prozesse, die im Hintergrund ablaufen, ohne dass wir uns dessen bewusst sind. Wir müssen nicht darüber nachdenken oder sie in die eine oder andere Richtung beeinflussen, sie laufen von alleine ab. Dazu gehören beispielsweise die Verdauung der Nahrung, die Bildung von Tränenflüssigkeit zur Befeuchtung der Augen, das Pumpen des Blutes durch das Herz, das Heilen einer Wunde, müde zu werden und so weiter. Diese Arten der Körperaktivitäten werden tatsächlich vom Rhythmus der Natur und den Jahreszeiten bestimmt.

Leider ist es so, dass je weiter wir uns von der Natur entfernt haben, desto mehr sind diese Systeme durcheinandergekommen. Ein typisches Beispiel ist der Schlaf. Normalerweise werden wir müde, wenn die Sonne untergeht und es draußen dunkel wird. Doch künstliches Licht überlistet diesen natürlichen Rhythmus und führt zu Schlafproblemen. Schimmel verstärkt das Problem noch, indem er die inneren circadianen Rhythmen verändert.

Das Studium dieser Rhythmen, die Chronobiologie, zeigt, dass jedes System am besten arbeitet, wenn es zu seiner jeweils besten Tages- oder Nachtzeit richtig ablaufen kann. Es ist der Unterschied zwischen einem Felsbrocken, den man bergauf schieben muss und einem, den man bergab transportieren kann. Hört sich abwärts nicht einfacher an?

Dr. Dietrich Klinghardt behandelt erfolgreich „nicht behandelbare" chronische Erkrankungen. Er hat eine effektive Test- und Behandlungsmethode, den Autonomen Regulationstest (ART), entwickelt und lehrt, dass für eine gute Gesundheit vor allem ein gut funktionierendes, autonomes Nervensystem nötig ist. Sonst nützt der beste Behandlungsplan nichts.

Ich habe die Erfahrung gemacht, dass je mehr sich meine Patienten an den natürlichen Rhythmus hielten, desto schneller ging es ihnen besser.

MEINE **WESENTLICHEN EMPFEHLUNGEN** LAUTEN:

- Stehen Sie jeden Tag zur selben Uhrzeit auf.
- Gehen Sie jeden Tag zur selben Uhrzeit ins Bett.
- Passen Sie Schlaf- und Aufwachzeit an die jahreszeitlich bedingten Veränderungen von Sonnenlicht und Dunkelheit an. Lassen Sie, soweit möglich, vom natürlichen Licht bestimmen, wann Sie aufwachen und wann Sie einschlafen.
- Nehmen Sie Mahlzeiten immer zur etwa gleichen Uhrzeit ein. Versuchen Sie, eher früher am Tag statt später zu essen.
- Machen Sie jeden Tag zur gleichen Uhrzeit Sport – je früher am Tag, desto besser.
- Gehen Sie nicht „vollgefuttert" ins Bett, sondern lassen Sie ein bisschen Platz im Magen.
- Planen Sie jeden Morgen Zeit für den Toilettengang ein, damit sich Ihr Darm entleeren kann, mindestens zehn Minuten. Planen Sie diese Zeit fest ein.

**ZURÜCK ZUR NATUR,** ZURÜCK ZUR GESUNDHEIT.

## 2 AUSSCHEIDUNGSORGANE

Ausscheidungsorgane sind Körpersysteme, die Abfallstoffe austreiben, was für die Gesundheit äußerst wichtig ist. Ohne Ausscheidungsorgane würden wir in unserem eigenen Abfall schwimmen – Igitt! Die Ausscheidungsorgane sind an unseren peinli-

**Gut funktionierende Ausscheidungsorgane** sind wichtig für die Heilung von Schimmelerkrankungen chen Körperfunktionen beteiligt: Pinkeln, Stuhlgang, Schwitzen, Ausatmen, Sekretbildung, Ejakulation und Menstruation.

Ja, das sind alles Dinge, über die wir nicht gerne offen reden. Aber sie sind wichtig für einen sauberen, gesunden und schadstofffreien Körper.

Schimmelmykotoxine sickern in den Körper und landen dort schließlich im Lymphsystem. Dieses ist sozusagen das Abwassersystem des Körpers. Die Zellen werfen ihren Müll in die Lymphbahnen bzw. Abwasserkanäle. Die Abwasserkanäle werden gereinigt, wenn wir unsere Muskeln bewegen und schwitzen. Der Abfall wird in den Lymphknoten gesammelt. Der gesammelte Abfall des Körpers wird zur Ausscheidung an spezielle Organe weitertransportiert. Diese verpacken den abzutransportierenden Abfall in Fäkalien, fast so, wie wir unseren Abfall in die Mülltüte werfen und nach draußen bringen, damit die Müllabfuhr ihn mitnehmen kann.

Normalerweise funktioniert dieses System gut, um unseren Körper von Abfall zu befreien. Aber Schimmelmykotoxine überfluten die Abwasserkanäle, wodurch unsere Ausscheidungsorgane überlastet werden. Es sind einfach zu viele Giftstoffe. All diese Giftstoffe müssen irgendwohin, sonst sammeln sie sich an und gelangen wieder zurück in die Körperzellen. Ihr Körper muss sie loswerden, sonst wird er vergiftet.

Um vom Schimmel zu heilen, ist es wichtig, dass die Ein- und Ausgänge Ihrer Ausscheidungsorgane richtig funktionieren.

## 3 GESUNDHEITS-„BOOGIE WOOGIE“

Schauen wir uns diese Ein- und Ausgänge mal genauer an:

- **A** Luft rein
- **B** Luft raus
- **C** Luft zirkuliert überall
- **D** Wasser rein
- **E** Wasser raus
- **F** Wasser zirkuliert überall

**G** Nahrung rein
**H** Nahrung raus
**I** Nahrung zirkuliert überall

Wahrscheinlich fühlt sich das jetzt so an, als würden Sie den Gesundheits-„Boogie Woogie" tanzen. Hey, das ist toll, solange sich dabei auch Ihre Gesundheit in Schwung bringen. Darum geht es ja schließlich in diesem Buch!

## A LUFT REIN

Um den Schimmel zu bekämpfen, müssen Sie diesem körperlichen Bedürfnis unbedingt nachgehen. Hier kommt meine allgemeine Begründung:

### DER MENSCHLICHE KÖRPER KANN …

- **30** Tage ohne Essen aushalten
- **3** Tage ohne Wasser aushalten
- **3** Minuten ohne Sauerstoff aushalten

Was glauben Sie, ist das Wichtigste, um von Schimmel zu heilen? **SAUERSTOFF!**

Und was kommt dann? **WASSER!**

Ich denke, Sie wissen, worauf ich hinauswill.

Woher bekommen wir Sauerstoff? **LUFT!**

Wir sollten uns keine Gedanken darüber machen, welche Nahrung wir essen oder welche Nahrungsergänzungsmittel wir zu uns nehmen, solange wir nicht ausreichend Sauerstoff und Wasser an Bord haben.

Dieser Abschnitt trägt die Überschrift *Luft rein*. Ganz einfach gesagt, heißt das … einatmen.

Ich war erstaunt, wie oft ich tatsächlich Menschen daran erinnern musste zu atmen. Atmen Sie jetzt in diesem Moment? Ich meine richtiges Atmen? Langsam und tief und entspannt? Nehmen Sie sich kurz Zeit, darauf zu achten. Wahrscheinlich lautet die Antwort nein. Wissenschaftliche Statistiken besagen sogar, dass das falsche Atmen epidemische Ausmaße annimmt. Allgemein sind die meisten Menschen in Industrieländern furchtbare Atmer und Schimmelpilzerkrankte sind die schlimmsten.

Wenn Sie sich in einem Gebäude mit Wasserschaden aufhalten mussten, hat ihr kluger Körper eine Anpassung vorgenommen, der Sie sich wahrscheinlich gar nicht bewusst sind. Ihre Lunge hat die Atmungsgeschwindigkeit und -tiefe verringert, damit Sie nicht so viel Luft aufnehmen und um die Menge an Schimmelgiften zu begrenzen, die Sie einatmen. Ihr Körper schützt Sie vor der weiteren Belastung, indem er die Atemfrequenz verringert und dafür sorgt, dass Sie flacher atmen. Schimmelpilzerkrankte füllen beim Einatmen häufig nur einen geringen Teil der Lunge. Und wenn Sie Asthma haben, atmen Sie auch nicht richtig aus.

Also atmen Sie! Es kostet nichts. Es gibt auch hervorragende Apps, die Sie daran erinnern können. Nutzen Sie sie!

### B LUFT RAUS

Um tief einatmen zu können, müssen Sie erst Platz schaffen. Sie müssen ausatmen. Viele Menschen halten ihren Atem an. Yoga ist mein Geheimtipp, um zu lernen, wie man richtig ausatmet. Bei vielen Atemtechniken des Yoga verwendet man mehr Zeit für das Ausatmen als für das Einatmen. Das hat damit zu tun, wie wir funktionieren. Langes, langsames und zielgerichtetes Ausatmen fördert die Entspannung und Erneuerung und setzt viele unserer circadianen Rhythmen in den Urzustand zurück.

Der andere Aspekt von *Luft raus* beinhaltet, dass Luft *von draußen* kommen soll. Ich habe bereits erklärt, dass die Qualität der Innenluft meist schlechter ist als die der Außenluft. Die Luft draußen ist nicht nur sauberer, sie ist auch noch „stark aufgeladen". Außenluft ist ionisiert, was bedeutet, dass sie sauerstoffreicher als abgestandene Innenluft ist. Verbringen Sie jeden Tag Zeit im Freien.

Draußen sind Sie außerdem der Sonne ausgesetzt. Diese versorgt Sie mit zwei Waffen für die Schimmelbekämpfung: UV-Licht und Vitamin D. UV-Licht von der Sonne ist das Kryptonit des Schimmels. Toxischer Innenraumschimmel kann im UV-Licht der Sonne nicht überleben. Er welkt dahin wie Vampire im Sonnenlicht. Sonnenschein ist eine perfekte Waffe gegen Schimmel und außerdem auch noch kostenlos.

Sonnenlicht fördert zudem die Bildung von Vitamin D. Vitamin D ist wichtig für unser Immunsystem, also für unsere Armee gegen Schimmelpilze. Vitamin D kann die Fähigkeit unseres Immunsystems, Schimmel als Verursacher unseres Problems zu erkennen, ankurbeln. Das ist so wichtig, dass ich es wiederhole: Gehen Sie jeden, jeden, jeden Tag nach draußen. Noch einmal: jeden Tag.

**Waldbaden:** Die Japaner haben Pionierarbeit geleistet, als sie erforschten, wie wichtig es ist, nach draußen zu gehen. Dabei wurde der Begriff „Waldbaden" bzw. auf Japanisch „shin rin yoku" kreiert. Sie haben herausgefunden, dass ein bestimmter Bereich unserer Immunarmee angekurbelt wird, wenn wir draußen Zeit mit Bäumen verbringen. Baumumarmer sind also auf einer ganz heißen Spur!

Wenn wir mindestens eine halbe Stunde im Freien verbringen und dabei die Bäume genießen, werden unsere Immunzellen mehr als verdoppelt. Aber nicht nur die Gesamtzahl der Immunkämpfer steigt an, sie werden sogar noch stärker. Zeit mit Bäumen zu verbringen, macht unser Immunsystem schlauer.

Der Bereich unserer Immunarmee, der durch Bäume stimuliert wird, nennt sich natürliche Killerzellen (NK-Zellen). NK-Zellen sind auf bestimmte Aufgaben des Immunsystems spezialisiert wie die Bekämpfung von Krebs und – Sie haben es bestimmt schon erraten – das Abtöten von Schimmelpilzen. Scheinbar weiß das der Schimmel, denn er reduziert nicht nur die Gesamtzahl der NK-Zellen, sondern auch die Funktion einer jeden einzelnen NK-Zelle. Mit anderen Worten: Er sorgt dafür, dass die Soldaten vergessen, worin sie ausgebildet wurden.

Um zu sehen, ob dieser Bereich Ihres Immunsystems beeinträchtigt worden ist, können Sie Ihren Arzt um zwei Laborwerte bitten: die Anzahl und die Funktion der NK-Zellen. (Bereits in Abschnitt *1.5 Diagnose & Tests* beschrieben.) Ist einer der Werte zu niedrig, sollten Sie unbedingt jeden Tag raus und zu Bäumen gehen, damit Sie sich besser fühlen.

### C ZIRKULIERENDE LUFT

Ich vermute, dass der „Boogie Woogie" dazu dienen soll, „alles in Bewegung" zu bringen, um Kinder mit zu viel Energie müde zu machen. Im Falle des Gesundheits-„Boogie Woogie" für Schimmel ist Bewegung notwendig, um Energie zu *gewinnen*, nicht um sie zu verbrauchen.

Bewegung ist aus zwei Gründen wichtig: Sauerstoff soll rein- und Abfall raustransportiert werden. Es ist eine Sache zu atmen, aber man muss die gute Luft auch noch umherbewegen – sie muss zirkulieren –, damit sie überhaupt etwas bringt. Haben Sie schon einmal versucht, ein Lagerfeuer zu entzünden, das sich einfach nicht entfachen ließ? Wissen Sie, wie man es dennoch schafft? Man fächert den Flammen Luft zu.

Stellen Sie sich die Bewegung so vor, als würden Sie den Flammen Ihres Stoffwechsels Luft zufächeln. Der Stoffwechsel ist Energie. Er ist das Feuer des Körpers. Und er benötigt Sauerstoff. Diese Energie oder dieses Feuer verbrennt die Schimmeltoxine – allerdings nicht vollständig.

Dann müssen Sie die verkohlten Toxine durch Bewegung aus Ihrem Körper abtransportieren. Bewegung befördert die Schimmelgifte zu den Ausscheidungsorganen, die sie dann ausscheiden.

Ist Ihnen aufgefallen, dass ich „Bewegung" und nicht „Sport" gesagt habe? Das war Absicht. Sport hört sich einschüchternd an. Sport scheint immer auch mit einer gewissen Fachkenntnis zusammenhängen, mit einem Trainer, einer Mitgliedschaft, einem bestimmten Outfit – puh! Ich bin schon erschöpft, wenn ich nur daran denke.

„Bewegung" hingegen bedeutet genau das: Bewegung. Es ist egal, wie, Hauptsache man bewegt sich. Bewegung kann Golfspielen sein, Gartenarbeit, Fegen, Rasenmähen, Schaufeln, Schmirgeln, Putzen, Tanzen, Boxen, Fechten, Spazierengehen, auf einem Mini-Trampolin hüpfen, Treppensteigen, Radfahren, Rudern, Wandern und alles andere, wobei Sie sich bewegen und ins Schwitzen kommen. Pumpen Sie die lymphatischen Abwasserkanäle Ihres Körpers sauber!

Wenn Sie zu krank sind, um etwas Anstrengendes zu machen, können Sie heiße Bäder nehmen, sich in die Decke kuscheln, in ein Dampfbad gehen oder sich eine Massage gönnen. Nehmen Sie hinterher eine kalte Dusche. Eine kalte Dusche, nachdem Sie zuvor Ihren Körper aufgewärmt haben, lässt das Blut zirkulieren. Ihr Blut zum Zirkulieren zu bringen, ist fast genauso gut wie Ihren Körper zu bewegen. Atmen Sie also gute Luft ein und aus und sorgen Sie dafür, dass sie zirkuliert!

## D WASSER REIN

Ein Merksatz, der mir von den Experten für Umweltmedizin Dr. Walter Crinnion und Dr. Lyn Patrick eingetrichtert wurde, lautet:

THE SOLUTION TO POLLUTION IS DILUTION (DIE LÖSUNG FÜR VERSCHMUTZUNG IST VERDÜNNUNG).

Wie verdünnt man einen innerlich verklebten Körper? Man überflutet ihn mit sauberem Wasser. Dann reinigt man ihn von innen. Spülen Sie ihren Körper aus und verdünnen Sie die Schadstoffe.

Trinken, trinken, trinken. Wenn Sie die Schimmelgifte nicht verdünnen, bleiben sie kleben und Sie werden krank.

Ich empfehle Quellwasser, kein Umkehrosmosewasser, kein alkalisches Wasser, kein destilliertes Wasser, kein aufbereitetes Wasser – nur Quellwasser. Dieses enthält natürliche Elemente, die das Wasser im Gewebe speichern. Quellwasser nimmt den langen Weg durch den ganzen Körper, während andere Arten von Wasser insbesondere bei Schimmelpilzerkrankten eine Abkürzung nehmen.

Wenn Sie Schimmel ausgesetzt sind, dann pinkeln Sie das Wasser fast genauso schnell wieder aus, wie Sie es trinken. Schimmel stört den Prozess, mit dem der Körper Wasser in den Nieren recycelt. Um diesem Effekt entgegenzuwirken, benötigen Sie Quellwasser.

Trinken Sie jeden Tag pro Kilogramm Ihres Körpergewichts 30 Milliliter Quellwasser. Das wären bei einem Gewicht von 60 Kilogramm 1,8 Liter. Wenn Sie mehr wiegen, müssen Sie mehr trinken.

Mein Gewicht in Kilogramm ______ mal 30 Milliliter = täglicher Wasserbedarf

## E WASSER RAUS

„Wasser raus“ bedeutet genau das, was Sie glauben – Pipi machen. Der Aufenthalt in einem Gebäude mit Feuchtigkeitsschaden führt dazu, dass Sie Mykotoxine über den Urin abgeben. Wenn Sie den Urin trotzdem in der Blase behalten, setzen Sie Ihre Blasenwand diesen Giftstoffen aus. Blasen mögen das überhaupt nicht. Sie werden verletzt und reagieren gereizt. Wenn Sie den Urin angehalten haben, ist der Schaden entstanden, selbst wenn die Giftstoffe mittlerweile raus sind. Ihre verletzte Blase wird Ihnen nun immer wieder sagen, dass Sie pinkeln müssen, selbst wenn Sie das gar nicht müssen und sie ist nun überaktiv.

Schimmel reduziert auch die Fähigkeit Ihrer Nieren, Wasser im Körper zu behalten. Wir produzieren ein sogenanntes antidiuretisches Hormon, das den Nieren sagt, dass sie etwas Wasser im Blutkreislauf zurücklassen sollen, um den Blutdruck aufrechtzuerhalten. Nach einer Schimmelpilzbelastung sprechen die Nieren nicht mehr auf dieses Hormon an. Das Ergebnis sind häufiges Wasserlassen und gesteigerter Durst. Sehr oft sieht man häufiges Wasserlassen und Symptome einer Reizblase bei einer Schimmelpilzerkrankung. Kämpfen Sie nicht gegen den Drang an zu urinieren. Das wird mit der Behandlung wieder nachlassen.

## F ZIRKULIERENDES WASSER

Eine gute Methode, um Wasser in Bewegung zu bringen, ist Schwitzen. Auch wenn Schwitzen häufig unangenehm ist, ist es äußerst wichtig, um Schimmel zu besiegen. Denken Sie daran, dass der einfachste Weg, auf dem Mykotoxine in den Körper gelangen, durch die Haut ist. Regelmäßige Schweißausbrüche reinigen die Haut von allem, was sich auf der Hautoberfläche befindet und in den Körper einzudringen versucht.

Und es gibt die wunderbare Sauna. Eine Saunatherapie kann gespeicherte Mykotoxine freisetzen.

ABER ein Gang in die Sauna ist zu diesem frühen Zeitpunkt noch nicht angebracht.

Ich rate erst dann zur Saunatherapie, wenn Sie alle GRUNDLAGEN in Ordnung gebracht haben, ein paar Schutzmaßnahmen ergriffen haben (siehe Abschnitt SCHUTZ) und sich die Symptome verringert haben. Erst dann ist es sinnvoll, dem Ganzen noch ein i-Tüpfelchen aufzusetzen.

Nicht vergessen – **TRINKEN!**

## G NAHRUNG REIN

Bei all dem Gerede des letzten Abschnitts über das, was Sie *nicht* essen sollen, sollte ich Ihnen jetzt wohl sagen, was Sie *essen sollten*. Es gibt viele Nahrungsmittel, die Sie vor Schimmel und Mykotoxinen schützen können. Manche Nahrungsmittel schützen das Gewebe, andere bekämpfen Schimmel. Ich habe Ihnen eine Liste zusammengestellt, aber hier kommt noch eine allgemeine Faustregel:

- Obst und Gemüse in allen Farben des Regenbogens
- ein Hoch auf viel Gemüse

- Organe füttern
- zu guten Fetten ja sagen
- stinkende Lebensmittel essen

**Obst und Gemüse in allen Farben des Regenbogens:** Die farbigen Pigmente in Obst und Gemüse heißen Flavonoide. Farbenprächtige Flavonoide schützen den ganzen Körper vor den schädlichen Auswirkungen von Mykotoxinen. Versuchen Sie, jeden Tag Obst und Gemüse in allen Farben des Regenbogens zu essen.

**Ein Hoch auf viel Gemüse:** Es ist besser, weitaus mehr Gemüse als Obst zu essen. Obst enthält viel mehr Zucker als Gemüse. Schimmelpilzerkrankte können Probleme mit Pilzfehlbesiedelung bekommen, wenn sie zu viel Obst essen, während Gemüse farbenfrohe Flavonoide und weniger Zucker enthält. Hingegen sollten Sie, wenn Sie etwas Süßes brauchen, lieber zu Obst statt zu Süßigkeiten greifen.

Gemüse enthält außerdem Ballaststoffe. Diese sind nötig, um Mykotoxine zu binden und sorgen auch für eine gesunde Darmflora.

**Organe füttern:** Manche Organe benötigen bestimmte Nahrungsmittel, wenn man an einer Schimmelpilzerkrankung leidet, nämlich Leber, Nieren und Darm. Helfen Sie Ihrer Leber mit bestimmten leberunterstützenden Nahrungsmitteln wie Roten Beten, Knoblauch, Zwiebeln, Eiern und Rindsleber (nur Bio!). Die meisten leberunterstützenden Nahrungsmittel sind auch gut für die Nieren. Für den Darm sollten Sie Nahrungsmittel wählen, die förderlich für die Darmschleimhaut sind, wie zum Beispiel Weißkohl, Joghurt und Butter.

**Zu guten Fetten ja sagen:** Gute Fette nähren Knochenmark und Immunsystem, Gehirn und Nervensystem, Organe und Drüsen. Gute Fette sind die essentiellen Fettsäuren. Möglicherweise haben Sie von einer Art essentieller Fettsäuren schon einmal gehört und zwar von den Omega-3-Fettsäuren. Es gibt auch noch andere namens DHA, EPA und das Coenzym Q10, über die ich in den nächsten Kapiteln sprechen werde. Essenzielle Fettsäuren stecken in Nahrungsmitteln wie Olivenöl, Avocado, frischen Nüssen und Samen sowie Fisch.

**Stinkende Lebensmittel essen:** Stinkende Lebensmittel wie Knoblauch, Zwiebeln und Gewürze haben antimykotische Eigenschaften. Sie töten Hefe- und Schimmelpilze ab. Meine hervorragende Ausbilderin in botanischer Medizin, Dr. Jillian Stansbury, brachte mir bei, „Gewürze mit wilder Hemmungslosigkeit" zu verwenden. Ich habe hier ein paar Gewürze aufgeführt, die Schimmel und Mykotoxine bekämpfen. Einer Gewürzmischung gebührt besondere Erwähnung: Curry. Die Grundlage von Curry ist meist ein Gewürz namens Kurkuma, das besonders Gehirn, Leber und Nieren vor Mykotoxinen schützt.

## ESSEN!
## **SCHÜTZENDE** NAHRUNGSMITTEL

**buntes Gemüse** (essen Sie mehr Gemüse als Obst)

- **rote Bete, Artischocke, Spargel, Radieschen** (unterstützen die Leber)
- **Brokkoli, Rosenkohl** (entgiften durch Sulfurophane)
- **Tomaten** (Lycopen neutralisiert Mykotoxine)
- **Kohl** (unterstützt den Darm)
- **Sellerie, Gurke** (unterstützen die Niere beim Wasserhaushalt)
- **bitteres Grüngemüse wie Rucola, Rübstiel, Chicorée, Brunnenkresse, Grünkohl, Löwenzahnblätter (**entgiften Mykotoxine)

**buntes Obst** (essen Sie mehr Gemüse als Obst)

**Rindsleber** (nur Bio-Produkte verwenden)

**essentielle Fettsäuren:**

- **Avocado**
- **Oliven**
- **Olivenöl**
- **frische Nüsse und Kerne (einfrieren, damit sie länger halten)**
- **Eier**
- **Fisch**

**Joghurt** (bringt die Darmflora wieder ins Gleichgewicht)

**Butter** (heilt die Darmschleimhaut)

**Heilende Gewürze:**

- **Curry** (Kurkuma)
- **Petersilie**

**ESSEN!**

**SCHIMMELBEKÄMPFENDE** NAHRUNGSMITTEL

- **Knoblauch**
- **Zwiebeln**
- **Frühlingszwiebeln**
- **Schnittlauch**
- **Lauch**

**ESSEN!**

**SCHIMMELBEKÄMPFENDE** GEWÜRZE

- **Nelke**
- **Kreuzkümmel**
- **Rosmarin**
- **Salbei**
- **Thymian**
- **Oregano**
- **Basilikum**
- **Lorbeerblätter**

**ESSEN!**

**BITTERE GETRÄNKE & LECKEREIEN**

- **Grüner Tee** (schützende Polyphenole)
- **Kaffee**
- **Bitterschokolade** (ungesüßt)

Grüner Tee ist reich an Polyphenolen. Das sind Flavonoide der gleichen Familie wie farbenfrohes Gemüse. Polyphenole bieten besonderen Schutz vor den schädlichen Auswirkungen von Schimmel und Mykotoxinen.

## H NAHRUNG RAUS

Was rein geht, muss auch wieder raus ... **idealerweise 12-18 Stunden später**. Erfolgt das zu früh, bekommt man möglicherweise nicht alle Nährstoffe aus dem Essen.

Erfolgt es zu spät, kann es sein, dass man quasi in Mykotoxinen schwimmt. Eine längere Mykotoxinbelastung kann die Darmschleimhaut schädigen. Und je länger die Mykotoxine im Körper verweilen, desto größer ist die Wahrscheinlichkeit, dass sie wieder in den Blutkreislauf gelangen.

Falls Sie jemals einen Termin bei einem naturheilkundlichen Arzt hatten, führten Sie wahrscheinlich ein langes Gespräch über den Stuhlgang; wie oft, welche Farbe, welche Form, ob er absank oder obenauf schwamm und so weiter. Wenn es um Ihren Kot geht, sind solche Details von Bedeutung. Anhand dessen, was hinten wieder rauskommt, kann man viel über die allgemeine Gesundheit ablesen.

Patienten erklärten mir häufig, sie hätten „normale" Darmtätigkeiten. Trotzdem gingen sie nur alle zwei Tage auf die Toilette. Das ist zu selten. Bei dieser Geschwindigkeit werden die Giftstoffe definitiv wieder vom Körper aufgenommen. Was Sie als „normal" bezeichnen, ist möglicherweise nicht gesund.

Was Schimmel anbelangt, so ist es gut, wenn die Menschen zwei- bis dreimal am Tag Stuhlgang haben. Versuchen Sie, das zu erreichen, indem Sie genug trinken, Sport treiben und Ballaststoffe essen, statt nur durch Kaffee einen regelmäßigen Stuhlgang herbeizuführen. Falls das nicht funktioniert, versuchen Sie es mit Bitterstoffen (siehe Unterabschnitt *Gallentreiber* im Abschnitt SCHUTZ).

Kot ist das Ziel!

## ZIRKULIERENDE NAHRUNG

Schimmel ist überhaupt nicht gut für den Magen-Darm-Trakt. Vom Mund abwärts kann er die Schleimhäute unseres Verdauungssystems ausdünnen, zu Reizungen führen, das Immunsystem schwächen und die Population unserer Darmflora überwuchern. Unsere Darmflora, auch Mikrobiom genannt, bestimmt unseren Gesundheitszustand.

Bei einer Schimmelpilzerkrankung sind in unserem Mikrobiom immer weniger gute Bakterien anzutreffen, die förderlich für unsere Gesundheit sind, sondern es ist bald ein Tummelplatz für Schurken-Kolonisierung und Krankheiten. Diese hartnäckige Biofilmschicht benimmt sich dann wie Mad Max – jede Mikrobe kämpft für sich allein, jeder kämpft gegen jeden.

Mit Probiotika kann man wieder ein gesundes Mikrobiom aufbauen. Ich bezeichne Probiotika als „erzwungene Gentrifizierung", die nur eine bestimmte Gruppe an Mikroben ins System bringen, die dann ebenfalls Ihren Darm bevölkern. Manchmal benötigt man eine solche zusätzliche Gruppe von guten Kerlen, wenn man schon mit einer Kolonisation wie bei Mad Max zu kämpfen hat. Probiotika helfen, dass die guten Kerle wieder die Oberhand gewinnen. Dann laufen die Dinge wieder, wie sie sollen, die schlechten Typen werden ausgeschieden und dürfen ab jetzt „bei den Fischen schlafen".

Aber manchmal passiert es, dass durch die Zugabe von guten Kerlen das Problem sogar noch verstärkt wird. Wenn die Dinge nicht so laufen, wie sie sollten, könnte es auch sein, dass Ihr Körper vergessen hat, wie es funktioniert. Aus Peristaltik (der Bewegung von Nahrung durch den Darm) wird Paralyse. Diese SIBO (Small Intestinal Bowel Overgrowth) genannte bakterielle Fehlbesiedlung des Dünndarms sieht man häufig bei an Schimmelpilz erkrankten Personen.

SIBO kann durch mehrere Faktoren entstanden sein. Das müssen Sie wissen, denn bei Schimmelpilzerkrankten tritt dieses Leiden sehr häufig auf. Wenn Probiotika zu Blähungen, Völlegefühl oder Unwohlsein führen, könnten Sie SIBO haben. In diesem Fall benötigen Sie bestimmte Probiotika und eine entsprechende Behandlung. Ich rate dann gerne zu den Werken von Dr. Allison Siebecker und Dr. Steven Sandberg-Lewis. Halten Sie die Augen nach Dr. Siebeckers kommendem Buch *The SIBO Book* auf und schauen Sie auch in diesem Buch im Abschnitt *Verweise* nach.

### GENETISCHE VERANLAGUNG ZUM KANARIENVOGEL

Eine Schimmelpilzerkrankung ist eine „Kanarienvogel-Erkrankung". Kanarienvogel-Erkrankungen sind Umweltbelastungen, die jeden betreffen, manche Menschen aber stärker als andere und sogar bei geringer Belastung. Die am stärksten Betroffenen sind wie die Kanarienvögel im Kohlebergbau, die nur dazu mitgenommen wurden, um andere vor toxischen Gefahren zu warnen. Kanarienvogel-Menschen sind anders veranlagt als andere, was auf die Gene zurückzuführen ist. Ihre Gene sorgen dafür, dass sie Giftstoffe sehr schlecht ausscheiden können, weshalb sie sich im Körper ansammeln und eine Reaktion hervorrufen.

Wenn Sie feststellen, dass Sie schneller oder stärker auf Schimmel reagieren als andere, sind Sie genetisch gesehen möglicherweise ein Schimmel-Kanarienvogel.

Wahrscheinlich müssen Sie dann mehr tun, als dieses Buch zu lesen. Ich lege Ihnen für die erforderlichen Informationen das Buch *Schmutzige Gene* von Dr. Ben Lynch ans Herz. Im Abschnitt *Verweise* finden Sie weitere Informationen.

## 2.3 Schutz

Erinnern Sie sich an das Bild der Orange? Es zeigt, dass Sie die äußeren zwei Schichten komplett entfernen müssen, um an die inneren Bereiche zu gelangen. SCHUTZ gehört zu den inneren Bereichen. Zwar schädigt Schimmel alle Systeme des Körpers, aber manche benötigen einen zusätzlichen Schutz vor den Gefahren durch Schimmel und Schimmeltoxine. Diese sind:

- Gehirn und Nervensystem
- Leber und Nieren
- Immunsystem
- Haut
- Atemwege
- Blase
- Verdauungssystem
- Augen

Im Abschnitt „SCHUTZ" möchte ich Ihnen eine Liste mit Hilfsmitteln an die Hand geben, aus denen Sie wählen können. Sie müssen nicht alles machen!

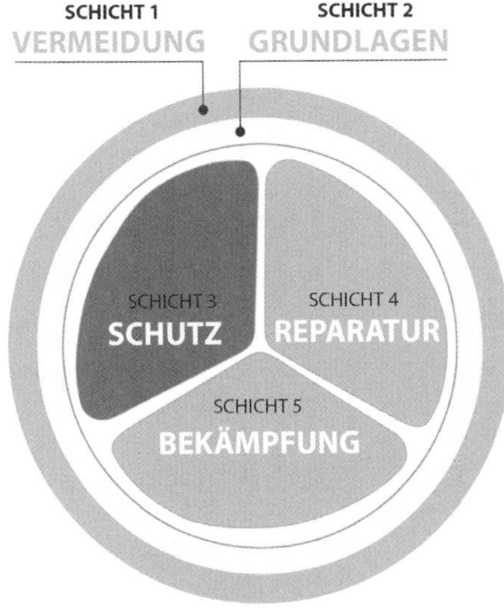

Ich möchte, dass Sie auf eine gut ausgestattete Werkzeugkiste mit nützlichen Hilfsmitteln zurückgreifen können. Am besten setzen Sie da an, wo Sie persönlich am stärksten betroffen sind, wo Sie Symptome haben.

Der **SCHUTZ**-Abschnitt umfasst …

1. Gallensäurebinder
2. Gallentreiber
3. Peloidtherapie
4. DHA
5. Quercetin
6. Mariendistel
7. Kurkuma

### 1. GALLENSÄUREBINDER

Falls Sie zuvor schon etwas über die Behandlung von Schimmelpilzerkrankungen gehört haben, dann haben Sie wahrscheinlich die leidenschaftliche Empfehlung von Bindemitteln, sprich Gallensäurebindern, vernommen. Warum?

Gallensäure transportiert Schimmeltoxine. Sie ist sozusagen so etwas wie ein Kurier. Beim normalen Verdauungsvorgang transportiert Gallenflüssigkeit Stoffe von der Leber zum Darm. Wie ein Lieferservice kehrt sie dann wieder zur Leber zurück, um dort noch mehr Stoffe aufzunehmen, die sie im Darm absetzt, und so weiter. Das ist ein ständiger Kreislauf.

Das Problem ist, dass Schimmeltoxine klebrig sind. Sie halten sich sozusagen an der Gallenflüssigkeit fest, wenn diese versucht, sie im Darm abzusetzen. Somit bringt die Galle die Giftstoffe wieder in die Leber zurück, wo sie erneut verarbeitet und verpackt werden. Die Leber übergibt das Paket an die Gallenflüssigkeit, die wieder damit zurückkommt und so weiter und so fort. Der Inbegriff von Entgiftungsirrsinn!

Leider werden Leber und Nieren jedes Mal, wenn sie mit Schimmelgiften konfrontiert werden, die sie erneut verarbeiten sollen, ein Stück weiter geschädigt. Gallensäurebinder unterbrechen diesen Kreislauf. Die Galle wird vom Binder im Darm gehalten und anschließend ausgeschieden. Dann produziert der Körper neue, saubere Gallenflüssigkeit. Gallensäurebinder beenden diesen Irrsinn.

Der Umweltmedizin-Guru Dr. Walter Crinnion behandelt seit Jahrzehnten jegliche Arten von Umwelterkrankungen, darunter auch Schimmel. Er verwendet Ballaststoffe, die sich nachweislich als Gallensäurebinder eignen und die Toxinbelastung senken. In seinem Buch „*Clean, Green, and Lean*“ empfiehlt Dr. Crinnion Reiskleie. Reiskleie und ähnliche Ballaststoffe sind sehr wirkungsvoll, um die giftstoffhaltige Gallenflüssigkeit abzutransportieren, sodass sie ausgeschieden und nicht wieder absorbiert wird.

Wenn Sie Symptome einer Schimmelpilzerkrankung haben, sollten Sie einen bindenden Ballaststoff zu sich nehmen. Das Tolle an Ballaststoffen ist ihre regulierende Wirkung. Haben Sie zu häufig Stuhlgang, verlangsamen Ballaststoffe ihn auf eine normale Geschwindigkeit. Ist Ihr Stuhlgang zu selten, unterstützen sie auch in dieser Hinsicht.

Ballaststoffe füttern auch unsere nützlichen Darmbakterien, was unser Darmimmunsystem ankurbelt und die Nährstoffaufnahme begünstigt.

Welche Ballaststoffe jeweils für einen persönlich infrage kommen, ist sehr individuell. Für die Bindung von Mykotoxinen sollten Sie eine Ballaststoffquelle finden, die reich an unlöslichen Ballaststoffen ist. Es gibt zahlreiche Ballaststoffe, aber nicht alle binden Schimmeltoxine. Die unten stehende Liste umfasst Ballaststoffe, die Mykotoxine binden, in der Reihenfolge von den am wenigsten Verstopfungen verursachenden Ballaststoffen bis hin zu denen, die am meisten für Verstopfung sorgen, zumindest laut Aussagen meiner Schimmelpilzpatienten. Wählen Sie einen, der Sie weder zu oft noch zu selten auf die Toilette gehen lässt. Ich finde, dass Mischungen am besten funktionieren. Verwenden Sie nur Bio-Produkte.

## BINDEMITTEL

### HILFREICHE **BALLASTSTOFFE**

- Leinsamen
- Chiasamen
- Reiskleie
- Haferkleie
- Flohsamenschalen

Manche Menschen benötigen jedoch stärkere Maßnahmen.

Der wegbereitende Arzt, Forscher und Schimmelbekämpfer Dr. Ritchie Shoemaker revolutionierte die Verwendung eines verschreibungspflichtigen Bindemittels namens Cholestyramin bei Schimmelpilzvergiftung. Er fand heraus, dass seine Patienten, die Gebäuden mit Feuchtigkeitsschaden ausgesetzt waren, unter multisystemischen, multisymptomatischen Erkrankungen litten, die sich durch die Verwendung von Cholestyramin besserten.

Cholestyramin bindet bei Schimmelpilzerkrankten sehr effektiv die mit Giftstoffen angereicherte Gallenflüssigkeit, sodass diese ausgeschieden werden kann. Das Bindevermögen ist höher als bei den oben aufgeführten Ballaststoffen, was sowohl gute als auch schlechte Aspekte mit sich bringt. Gut: wirklich effektiv für die Bindung von Mykotoxinen. Schlecht: kann auch Nährstoffe und Medikamente binden, sodass diese nicht mehr wirksam sind. Am besten nimmt man dieses Mittel mehrmals am Tag, wobei das richtige Zeitfenster ein wenig schwierig ist, wenn man auch noch andere Medikamente einnimmt.

Ich rate dazu, mit Ballaststoffen zu beginnen und das Medikament Cholestyramin erst dann einzunehmen, wenn Ballaststoffe keine Wirkung zeigen. Ich habe beobachtet, dass Menschen, die die ersten zwei Schichten der Orange schälen, meistens mit den oben aufgeführten unlöslichen Ballaststoffen Erfolg haben.

*DOCH hier kommt mein Problem mit Gallensäurebindern.*

**Keine Gallensäurebinder,** wenn Sie bereits Verstopfungen haben.

Viele an Schimmelpilzen Erkrankte leiden unter Verstopfungen. Bei manchen Menschen können Gallensäurebinder die Verdauung verlangsamen und die Verstopfung noch verschlimmern. Das sind schlechte Nachrichten, wenn Mykotoxine in Ihrem Darm herumschwimmen. Mykotoxine, die länger im Darm verweilen, beschädigen die Oberfläche der Darmschleimhaut und legen das Immunsystem des Darms lahm.

Gallensäurebinder werden nicht von jedem gut vertragen. Die folgenden Schritte helfen Ihnen bei der erfolgreichen Verwendung von Gallensäurebindern. Alles hängt von Ihrem Stuhlgang ab.

## GALLENSÄUREBINDER
### KORREKTE ANWENDUNG

**SCHRITT 1** Wenn Sie zwei- bis dreimal am Tag Stuhlgang haben, gehen Sie zu Schritt 4 über und fügen Sie Ballaststoffe hinzu.

**SCHRITT 2** Wenn Sie nicht mindestens einmal am Tag Stuhlgang haben, sollten Sie zu Beginn täglich vier Tassen Blattgemüse essen. Wenn Sie dadurch ein- bis zweimal am Tag Stuhlgang haben, gehen Sie zu Schritt vier über und fügen Sie Ballaststoffe hinzu.

**SCHRITT 3** Essen Sie täglich zusätzlich zu Ihrer normalen Ernährung eine Tasse (das sind rund 220 Gramm) langkörnigen Naturreis.

- Wenn Ihr Stuhlgang weiterhin regelmäßig bleibt, verwenden Sie ein Ballaststoff-Nahrungsergänzungsmittel wie in Schritt 4 beschrieben und essen Sie den Reis, wenn Sie Lust darauf haben.

- Wenn Sie nicht mindestens einmal am Tag Stuhlgang haben, blättern Sie vor zum nächsten Abschnitt über Gallentreiber. Sobald Sie mit Gallentreibern ein- bis zweimal am Tag Stuhlgang haben, fangen Sie bei Schritt 1 an.

**SCHRITT 4** Nehmen Sie ein unlösliches Ballaststoff-Nahrungsergänzungspulver zu sich. Nehmen Sie einmal täglich einen Esslöffel zu einer Mahlzeit ein.

**SCHRITT 5** Steigern Sie die Ballaststoffzufuhr auf einen Esslöffel zweimal täglich zu einer Mahlzeit, sofern Sie immer noch ein- bis zweimal am Tag Stuhlgang haben.

**SCHRITT 6** Während der Schimmelpilzbehandlung verringern Sie die Ballaststoffzufuhr auf einen Esslöffel pro Tag. Achten Sie darauf, dass Sie noch immer regelmäßigen Stuhlgang haben. Falls ja, achten Sie weiterhin auf eine gesunde Ernährung und nehmen Sie täglich einen Esslöffel Ballaststoffpulver ein, um die Abfallstoffe der sterbenden Schimmelpilze zu binden. Wenn Sie keinen Stuhlgang haben, sollten Sie bei der höheren Dosis bleiben, aber bei Bedarf zusätzlich Gallentreiber einnehmen (siehe nächster Abschnitt).

**SCHRITT 7** Wenn die Schimmelpilzbehandlung abgeschlossen ist, achten Sie weiterhin auf eine gesunde Ernährung und nehmen Sie nur bei Bedarf Ballaststoffpulver zu sich. Wenn Sie nicht mindestens zweimal täglich Stuhlgang haben, nehmen Sie weiterhin das Ballaststoffpulver ein.

## GALLENSÄUREBINDER
## VORSICHT: GEGENANZEIGEN

**Verstopfung:** Achten Sie darauf, dass Sie mindestens zweimal täglich Stuhlgang haben, wenn Sie während der Schimmelpilzbehandlung ein Ballaststoffprodukt einnehmen. Falls nicht, sollten Sie Gallentreiber einnehmen. Sie müssen Stuhlgang haben, um sich besser fühlen zu können.

**Zeitpunkt der Medikamenteneinnahme:** Wenn Sie Medikamente einnehmen, müssen Sie darauf achten, ob diese zu einem anderen Zeitpunkt als die Ballaststoffe eingenommen werden müssen.

**Pilzüberwucherung:** Manche Personen mit Pilzüberwucherung bekommen nach jeglichem Getreidekonsum, selbst wenn es ballaststoffreicher Reis ist, unangenehme Blähungen. Wenn das bei Ihnen der Fall ist, lassen Sie Schritt 3 aus.

**Medikamente:** Bei einigen Arten von gerinnungshemmenden Medikamenten, die mit Vitamin K in Verbindung stehen, wird den Patienten geraten, kein grünes Gemüse zu essen. Das ist verrückt. Wir benötigen Gemüse für alle Bereiche unseres Körpers.

Stimmen Sie die Medikamenteneinnahme und den Gemüsekonsum aufeinander ab, ABER achten Sie unbedingt darauf, jeden Tag Gemüse zu essen oder eine Nahrungsergänzung aus Gemüsepulver einzunehmen. Das dürfen Sie keinesfalls vergessen!

## 2. GALLENTREIBER

Ich fände es besser, wenn ein Schimmelpilzpatient Durchfall hätte, als wenn er unter Verstopfung litte. Schließlich sollen die Giftstoffe, die von den sterbenden Schimmelpilzen abgesondert werden, ausgeschieden und nicht absorbiert werden. Das erzielen wir durch Gallentreiber.

Abführmittel helfen einem Schimmelpilzpatienten nicht so sehr wie Gallentreiber, aber letztlich ist das Resultat bei beiden das gleiche. Gallensäure stimuliert den Darm genauso wie Abführmittel, sammelt aber dabei noch die Schimmelgiftstoffe mit ein. Es gibt einiges in dieser Kategorie, aus dem Sie wählen können. Bei Schimmelpilzen verwende ich sogenannte choleretische Kräuter sowie Nahrungsergänzungsmittel namens Gallensalze.

Man sollte mit den choleretischen Kräutern anfangen. Diese bitter schmeckenden Pflanzen und Kräuter regen die Gallensäfte an. Wenn man einen bitteren Geschmack wahrnimmt, führt das letztlich dazu, dass sich Schimmelgifte binden können. Allerdings rate ich jedem, erst bitteres Gemüse in den Ernährungsplan aufzunehmen. Gewöhnen Sie sich daran; man kann sich mit dem bitteren Geschmack anfreunden.

Probieren Sie bitteres Gemüse wie Rucola, Rübstiel, Endivie, Brunnenkresse, Grünkohl oder Löwenzahnblätter. Grüner Tee zählt auch zu den Bitterstoffen und enthält vor Schimmelpilzen schützende Flavonoide. In Maßen sind auch dunkle Schokolade oder Kaffee geeignet, aber wirklich nur in Maßen.

Wenn Sie Schimmelpilzsymptome und keinen Stuhlgang haben und es nicht geholfen hat, Bitterstoffe zu sich zu nehmen, brauchen Sie etwas Stärkeres. Dann benötigen Sie die medizinischen Bitterkräuter, die sogenannten choleretischen Kräuter.

Am besten funktionieren choleretischen Kräuter, wenn man sie tatsächlich schmeckt. Darum sollten Sie für den maximalen gallensäureanregenden Effekt ein paar Tropfen einer choleretischen Tinktur direkt auf die Zunge geben. Eine wunderbare, köstliche Mischung, die sowohl bitter als auch süß schmeckt, nennt sich „Sweetish Bitters".

Ist der Geschmack zu stark und können Sie sich einfach nicht überwinden, ist auch die Einnahme in Kapselform möglich. Gut wäre es aber, wenn Sie eine Kapsel öffnen und den Inhalt in die Kapseldose geben würden. Dann kräftig schütteln, sodass das Äußere aller Kapseln mit dem Inhaltsstoff bedeckt ist und somit Ihre Geschmacksknospen zumindest ein wenig des Geschmacks abbekommen.

Gallensalze sind für Menschen mit Gallenblaseninsuffizienz gedacht. Manche Schimmelpilzpatienten haben kaputte Gallenblasen. Möglicherweise wurden sie bereits mit diesem Defekt geboren. In meinem Kurs werden sie als Nonsekretoren bezeichnet, weil sie keine kräftigen Verdauungssäfte wie Gallensäure produzieren können. Diese Gruppe ist meist anfälliger für Erkrankungen durch Umweltgifte. In Dr. Peter D'Adamos Buch *4 Blutgruppen – das große Kochbuch* finden Sie weitere Informationen dazu.

Manche Schimmelpilzbetroffene haben kaputte Gallenblasen, weil sie voller klebriger Schimmelgifte sind. Die Gallenblase kann dann keine Gallensäure mehr abgeben, wenn sie essen. Diese Menschen benötigen zu jeder Mahlzeit Gallensalze.

Wenn Sie keinen Stuhlgang haben, sollten Sie zu jeder Mahlzeit choleretische Kräuter einnehmen. Tut sich noch immer nichts, nehmen Sie zu jeder Mahlzeit auch noch Gallensalze zu sich. Anschließend, aber nur, wenn Sie auch ein- bis zweimal am Tag Stuhlgang haben, fügen Sie einen giftstoffbindenden Ballaststoff hinzu. Sobald die Schimmelpilzpopulation zurückgedrängt wird und Ihr Körper zu Kräften kommt, brauchen Sie oft nicht mehr so viel Unterstützung.

## GALLENTREIBER
ANWENDUNG

### CHOLERETISCHE KRÄUTER

**Versuchen Sie es zuerst damit:** Essen Sie zu jeder Mahlzeit bitteres Gemüse. Haben Sie dann keinen regelmäßigen Stuhlgang, nehmen Sie Bitterstoffe als Tinktur zu sich.

**Hinzufügen:** Fügen Sie Bitterstoffe als Tinktur hinzu, indem Sie zehn Minuten vor jeder Mahlzeit fünf Tropfen direkt auf die Zunge geben.

**Bei Bedarf hinzufügen:** Eine Kapsel eines choleretischen Krauts hinzufügen, zum Beispiel Löwenzahnwurzel, Amerikanische Säckelblume, Enzian oder Schöllkraut. Fragen Sie Ihren Arzt, welches Mittel für Sie und Ihren Zustand am besten geeignet ist.

### GALLENSALZE

Schauen Sie sich nach Bio-Nahrungsergänzungsmitteln um, auf denen „Gallensalze" oder „Rindergalle" steht. Nehmen Sie täglich ein Ergänzungsmittel zu Ihren zwei umfangreichsten Mahlzeiten ein, wenn die Zufuhr von choleretischen Kräutern Ihrem Darm nicht die gewünschte Erleichterung gebracht hat.

## GALLENTREIBER
VORSICHT: GEGENANZEIGEN

Jetzt wird es so komplex, dass Sie wahrscheinlich die Unterstützung eines Arztes benötigen, der sich mit Schimmelpilzerkrankungen auskennt.

**Durchfall:** Gallentreiber können Durchfall verursachen.

**Gallensteine:** Gehen Sie bei Problemen mit der Gallenblasen langsam und vorsichtig vor. Wenn Sie Gallensteine haben, kann es durch die galletreibenden Mittel zu einer Gallenkolik kommen und in seltenen Fällen dazu führen, dass die Gallensteine abgehen.

## 3. PELOIDTHERAPIE

Peloid ist im Grunde ein schönerer Ausdruck für ein Schlammbad. Allerdings handelt es sich dabei nicht um irgendeinen Schlamm, sondern um Heilschlamm. Ich bezeichne die Therapie manchmal als „Schleich-Schlamm", weil sich die heilende Wirkung sozusagen heranschleicht. Denn man hat nicht das Gefühl, tatsächlich etwas getan zu haben. Man sitzt nur in dreckigem Badewasser. Trotzdem erzielt man beachtliche Ergebnisse. Das ist fast schon zu einfach, um wahr zu sein.

Peloidtherapien werden seit Urzeiten bei verschiedenen gesundheitlichen Problemen eingesetzt. Peloid- bzw. Heilschlammanwendungen kurbeln die Fähigkeit der Haut an, Giftstoffe auszuscheiden. Bei Schimmelpilzen bewirken die Anwendungen wahre Wunder.

Ich habe festgestellt, dass manche Menschen so voller Giftstoffe stecken, dass sie den ganzen Müll gar nicht mehr loswerden können, selbst wenn sie die krankmachende Umgebung verlassen haben. Ihre Ausscheidungsorgane sind einfach zu sehr mit Giftstoffen überladen, um noch ihre Arbeit verrichten zu können, und die angehäuften Giftstoffe verursachen Symptome. Dann brauchen Sie die Hilfe des Schleich-Schlamms. Diese Methode wende ich gerne bei Schimmelpilzbetroffenen an, die unter Verstopfung, verstopften Nasennebenhöhlen, Lymphstau, Cellulite und Hautproblemen leiden.

Erinnern Sie sich an den Hockeyspieler mit Hautausschlag? Die Heilschlammbäder trugen entscheidend zur Verbesserung seiner Haut bei. Weil seine Haut die Hauptquelle für die Mykotoxinbelastung war, waren seine Haut und die darunter liegenden Schichten voll von Giftstoffen. Sie saugten die Mykotoxine aus seinen Beinschonern auf und lagerten sie ein.

Schlammbäder können ganz leicht zu Hause angewandt werden.

## PELOIDTHERAPIE
### VORGEHENSWEISE

Trinken Sie im Vorfeld viel Quellwasser.

**SCHRITT 1** Füllen Sie eine Badewanne mit angenehm warmem Wasser. Achtung, das Wasser kann sich stärker erhitzen, wenn der Schlamm dazugegeben wird, darum sollten Sie es mit der Temperatur nicht übertreiben.

**SCHRITT 2** Geben Sie einen Beutel Moorbad hinzu (siehe Abschnitt Verweise für Bezugsquellen).

**SCHRITT 3** Legen Sie sich 25-40 Minuten in die Badewanne. Bei Ihrem ersten Bad sollte die Zeit nur 25 Minuten betragen, um beobachten zu können, wie Ihr Körper reagiert.

**SCHRITT 4** Anschließend das Wasser ablassen und sanft den Schlamm abwaschen.

**SCHRITT 5** Ohne abzutrocknen in eine warme Decke wickeln und 30-45 Minuten ruhen. Es ist normal, wenn Sie das Gefühl haben, als würde Ihre Körpertemperatur ansteigen und Sie so stark schwitzen wie schon lange nicht mehr.

**SCHRITT 6** Nach 30-45 Minuten eine kalte Dusche nehmen und sich gründlich abwaschen.

**SCHRITT 7** Wieder ausreichend trinken.

**PELOIDTHERAPIE**
**VORSICHT:** GEGENANZEIGEN

**Offene Wunden:** Seien Sie vorsichtig, wenn Sie offene Wunden haben, damit diese nicht gereizt werden oder sich entzünden.

**Bluthochdruck:** Wenn Sie unter hohem Blutdruck leiden, sollten Sie anfangs nur kürzer baden. Probieren Sie es eine kürzere Zeit im Schlamm aus, um sicherzugehen, dass Ihr Blutdruck während des Bads und auch noch eine Stunde danach stabil bleibt.

## 4. DHA

DHA steht für Docosahexaensäure. Okay, wir bleiben wohl besser bei DHA. DHA ist ein wohltuendes Nahrungsfett, das vorwiegend von Fischen kommt. DHA schützt das Gehirn, das Nervensystem und die Augen.

Schimmel kann sich auf unser Hirn auswirken; Symptome davon sind zum Beispiel ein vernebelter Geist, langsames Denken, Verwirrung, Wortfindungsschwierigkeiten, geistige Erschöpfung und sogar Demenz. Ein Großteil davon ist auf DHA-Mangel zurückzuführen. Der Demenzspezialist Dr. Dale Bredesen bezeichnet das von Schimmel beeinträchtigte Gehirn als „inhalativen Alzheimer“, einen Subtyp der Alzheimer-Erkrankung. Er setzt sich aktiv dafür ein, den Menschen klarzumachen, dass dieser „inhalative Alzheimer“ eine behandelbare Krankheit ist. Mehr darüber finden Sie im Abschnitt *Verweise*.

Viele meiner Schimmelbetroffenen klagen über Veränderungen der Sehschärfe seit der Exposition. Das liegt sowohl an der direkten Augenschädigung als auch an einer Schädigung der Bereiche des Gehirns, die für die visuelle Verarbeitung zuständig sind. DHA hilft gegen beide Symptome.

Außerdem stellt DHA die Funktion der Mitochondrien – den Kraftwerken Ihrer Zellen – wieder her. Schimmelerkrankte, deren DHA-Spiegel niedrig sind, haben das Gefühl viele Jahre älter zu sein, als sie tatsächlich sind.

Falls Schimmel vor allem Ihr Hirn, Ihre Energie, Nerven oder Augen beeinträchtigt, ist DHA Ihr Freund.

### DHA
### VORGEHENSWEISE

**Nahrung:** Essen Sie viermal pro Woche unbelasteten Fisch. Es gibt Listen – beispielsweise von Aktivistengruppen – in denen quecksilberfreie Fischsorten aufgelistet werden. Dort sollten Sie unbedingt informieren.

**Nahrungsergänzung:** Drei Gramm DHA täglich. Wenn sich Ihre neurologischen Symptome bessern, langsam ausschleichen lassen und Ihren Bedarf über die Ernährung stillen.

Laut Studien können bei akuter Schimmelbelastung ohne Bedenken bis zu 30 Gramm pro Tag eingenommen werden.

### DHA
### VORSICHT: GEGENANZEIGEN

**Fischallergie:** Nehmen Sie bei Fischallergie keine DHA ein. Ähnliche pflanzenbasierte Alternativen sind Borretsch-, Nachtkerzen- und Schwarzes Johannisbeeröl.

**Blutungsrisiko:** Theoretisch besteht ein Problem, wenn man DHA zusammen mit gerinnungshemmenden Medikamenten (Antikoagulanzien) einnimmt. Zwar muss das noch durch Studien belegt werden, aber achten Sie darauf, ob Sie schnell Blutergüsse bekommen, wenn Sie Antikoagulanzien nehmen.

## 5. QUERCETIN

Quercetin ist ein Flavonoid, was bedeutet, dass es farbintensiv ist. Es handelt sich um den farbenfrohen Teil der Pflanzen, der sich für die Heilung von Schimmelpilzerkrankungen am meisten eignet. Quercetin wirkt sich insbesondere wohltuend auf die Nasennebenhöhlen, den Darm und die Blase aus und wirkt entzündungshemmend. Durch die

Einnahme wird Ihre Neigung zu Entzündungen, wenn Sie Allergenen ausgesetzt werden, umprogrammiert. Personen, die nach einer Schimmelpilzbelastung Allergien entwickeln, lieben diesen neongelben Farbstoff. Sie sagen, dass ohne Quercetin Ihre Augen anschwellen und sie Bauchschmerzen haben würden. Quercetin ist in Zwiebelschalen enthalten. Hört sich das nicht ironisch an? Quercetin heilt die tränenden Augen, triefende Nase und Verdauungsbeschwerden, die Zwiebeln im Rohzustand verursachen können.

### QUERCETIN
### ANWENDUNG

**Nahrung:** Essen Sie Zwiebeln. Ich bin ein großer Fan von Julia Childs Originalrezept für französische Zwiebelsuppe. Himmlisch! Und wenn Sie an einer Schimmelpilzerkrankung leiden, ist sie genau das Richtige.

**Nahrungsergänzung:** Nehmen Sie Kapseln mit 300-600 mg Quercetin ein- bis dreimal täglich ein.

### QUERCETIN
### **VORSICHT:** GEGENANZEIGEN

Dies ist ein sehr sicheres Nahrungsergänzungsmittel.

**Nasenbluten:** Ab und an konnte ich beobachten, dass durch den übermäßigen Gebrauch von Quercetin die Atemwege so stark austrockneten, dass dies zu Nasenbluten führte. Das war aber nur bei Patienten der Fall, die weiterhin einer schimmeligen Umgebung ausgesetzt waren.

## 6. MARIENDISTEL

Mariendistel ist ein wahre Wunderwaffe für die Heilung von Schimmelpilzerkrankungen. Sie beschützt unsere wichtigen Organe Leber und Nieren. Diese Organe werden direkt von den von Schimmelpilzen abgegebenen Giftstoffen betroffen. Es gibt einen Zusammenhang zwischen bestimmten Formen von Leberkrebs und Schimmelpilzbelastung. Wenn Sie Symptome haben, die die Leber und/oder Nieren betreffen, muss Mariendistel Teil Ihrer Nahrungsergänzung sein.

Vielleicht fragen Sie sich, wie Symptome der Leber oder Nieren aussehen. Beispiele sind Sensibilität gegenüber Chemikalien, akute Geruchsempfindlichkeit, Mouches volantes, Kopfschmerzen, Übelkeit nach dem Essen, Blähbauch, geringer Appetit, Verlangen nach Alkohol, geschwollene Hände und Füße, Zunahme von Altersflecken, Schmerzen im unteren Rücken, stark riechender Urin oder geringe Urinproduktion. Das sind nur ein paar der vagen Symptome im Zusammenhang mit einem Leber- oder Nierenschaden.

Mariendistel schützt nicht nur, sondern kann auch die langfristigen Auswirkungen von Schimmelpilzen heilen. Genau genommen erneuert Mariendistel die Leberzellen. Das ist ein medizinisches Wunder! In geringer Dosis war diese Wirkung allerdings nicht feststellbar. Man benötigt eine tägliche Mindestdosis, um eine grundlegende Schutzwirkung zu erreichen. Bei Mariendistel ist die Dosis entscheidend, aber ebenso, dass es sich um ein biologisch angebautes Produkt handelt.

### MARIENDISTEL
### ANWENDUNG

**Tägliche Mindestdosis:** Nehmen Sie täglich 750 mg Bio-Mariendistelpulver (Silybum marianum) ein.

Bis zu 1500 mg Mariendistel täglich sind unbedenklich, um den Körper von den Auswirkungen giftiger Schimmelpilze zu heilen.

Wenn Sie durch eine Schimmelpilzbelastung stark erkrankt sind, ist das ein Nahrungsergänzungsmittel, das Sie langfristig einnehmen sollten. Wenn die Schimmelpilze sterben, stoßen sie noch mehr Mykotoxine aus. Davor sollten Sie sich besser schützen.

### MARIENDISTEL
### **VORSICHT:** GEGENANZEIGEN

**Arzneimittelwechselwirkungen:** Medikamente, die über das Cytochrom-P450-System in der Leber verarbeitet werden, können mit diesem Kraut wechselwirken. Fragen Sie Ihren Arzt, ob eines Ihrer Medikamente unter diese Kategorie fällt. Häufig kann eine einfache Anpassung der Dosierung vorgenommen werden.

## 7. KURKUMA

Kurkuma ist dafür bekannt, in vielerlei Hinsicht wohltuend für den Körper zu sein, aber im Fall von Schimmelpilzen ist es ein wahrer Überflieger. Wissen Sie noch, dass Schimmel viele Körpersysteme beeinflusst? Das Gleiche macht Kurkuma, allerdings im positiven Sinne. Es ist ein Antioxidans, schützt Leber und Nieren und kann den Körper auf Genebene unterstützen, die Produktion von Glutathion, dem wichtigsten Antioxidans, anzukurbeln.

Es würde mir schwerfallen, eine Liste der Symptome zu erstellen, gegen die Kurkuma hilft, da es in so vielen Bereichen wirkt. Aber wenn ich müsste, würde ich auf jeden Fall Hirnfunktion, entzündliche Schmerzen, Nervenschmerzen und alle oben aufgeführten Leber-Symptome im Abschnitt *Mariendistel* auflisten.

Zu Beginn sollten Sie nur eine ganz kleine Menge einnehmen. Wenn Sie nicht regelmäßig Curry essen, sollten Sie damit anfangen. Manche Menschen, die viele Giftstoffe im Körper angesammelt haben, fühlen sich schlechter, wenn sie zu viel dieses Gewürzes essen, weil dann der Entgiftungsprozess zu heftig einsetzt. Die häufigste Nebenwirkung sind Kopfschmerzen. Wenn Sie zuerst die äußerste Schicht der Orange geschält haben, ist das aber meist kein Problem.

Kurkuma wird am besten absorbiert, wenn es in Öl geschmort oder so verarbeitet wurde, dass es fettlöslich ist. Schauen Sie nach Marken, die diesen zusätzlichen Verarbeitungsschritt durchführen und kaufen

Sie auch nur Bio-Produkte. Sparen Sie da nicht an der falschen Stelle. Schlechte Nahrungsergänzungsmittel aus Kurkuma kommen oben rein und unten sofort wieder raus.

### KURKUMA
### ANWENDUNG

**Nahrung:** Essen Sie fünf Tage hintereinander Curry mit einem Teelöffel Kurkuma, das in Öl geschmort wurde. Kokosöl eignet sich sehr gut.

**Nahrungsergänzung:** Wenn Sie Kurkuma in der Ernährung gut vertragen, können Sie 350 mg liposomales Kurkuma (Curcuma longa) einnehmen.

Wenn Sie es gut vertragen, ist es unbedenklich, dreimal täglich bis zu 350 mg einzunehmen.

### KURKUMA
### **VORSICHT:** GEGENANZEIGEN

**Arzneimittelwechselwirkungen:** Genau wie Mariendistel können Medikamente, die über das Cytochrom-P450-System in der Leber verstoffwechselt werden, mit diesem Gewürz wechselwirken. Fragen Sie Ihren Arzt, ob eines Ihrer Medikamente in diese Kategorie fällt. Häufig kann eine einfache Anpassung der Dosierung vorgenommen werden.

## 2.4 Reparatur

Vielleicht fragen Sie sich, warum ich der REPARATUR ein ganzes Kapitel gewidmet habe. Schimmelpilzen ausgesetzt zu sein, vergleiche ich gerne damit, von einer wärmesuchenden Rakete getroffen zu werden.

Schimmel zerstört nicht nur die normalen Körperfunktionen, sondern er scheint es auch auf die Bereiche im Körper abgesehen zu haben, die den Schaden reparieren könnten und zerstört auch diese. Der größte Aspekt der REPARATUR ist, zuerst die Mykotoxine zu entfernen und dann den hinterlassenen Schaden zu beheben.

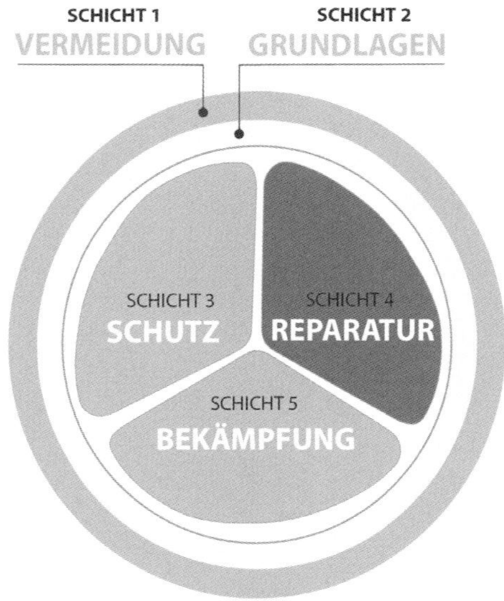

## ZU REPARIERENDE SCHÄDEN DURCH MYKOTOXINE

Mykotoxine sind das Schädlichste an der Schimmelbelastung. Sie können uns vergiften, ohne dabei Spuren oder einen Geruch zu hinterlassen. Das sind die negativen Auswirkungen von Mykotoxinen, die einer REPARATUR bedürfen:

- Neurotoxizität von Gehirn und Nerven
- Rückgang des Immunsystems
- Zerstörung der Schleimhäute im Magen-Darm-Trakt und der Blase
- Leberdysfunktion, insbesondere Senkung des Glutathion-Spiegels
- Nierenschädigung
- Herzmuskel- und -kontraktionsprobleme
- Hauttoxizität
- Umprogrammierung der Gene zur Reduzierung der Immunabwehr
- schnellere Alterung durch oxidativen Schaden

Sie haben die Orange geschält und Hilfsmittel für den SCHUTZ ausgewählt. Wählen Sie jetzt ein oder zwei Hilfsmittel, um die REPARATUR zu unterstützen. Von allen im Folgenden aufgeführten Dingen ist es besonders wichtig, den Glutathion-Spiegel zu erhöhen, wenn Ihr Arzt bei den Tests Mykotoxine festgestellt hat.

Hilfsmittel zur **REPARATUR**, aus denen Sie auswählen können …

1. Lymphmassage
2. Sauna
3. Flavonoide
4. Resveratrol
5. Glutathion
6. Alpha-Liponsäure
7. Melatonin
8. Coenzym Q10

## 1. LYMPHMASSAGE

Das lymphatische System ist sozusagen das Abwassersystem unseres Körpers. Die Lymphbahnen sind die Abwasserkanäle und unsere Entgiftungsorgane verpacken den Abfall, damit dieser aus dem Körper ausgeschieden werden kann. Verstopfungen der Lymphgefäße und Toxizität sind ein Hauptproblem von Schimmelpilzerkrankten.

Symptome einer Verstopfung der Lymphgefäße sind marmorierte Haut, Cellulite, Hautausschlag, geschwollene oder chronisch verhärtete Lymphknoten, Atemlosigkeit nach Bewegung, Anschwellen der Gliedmaßen, Kopfschmerzen, verstopfte Ohren, Schmerzen in der Leistengegend, hämmernder Puls nach dem Essen, voller und teigiger Bauch sowie häufige Infekte. Gegen diese Symptome empfehle ich Lymphmassagen.

Lymphmassagen unterscheiden sich von normalen Massagen. Es werde keine Druckpunkte oder das tiefliegende Muskelgewebe bearbeitet. Um die Lymphe zu reinigen, wird nur so wenig Druck ausgeübt, wie benötigt würde, um ein Centstück gegen eine Wand zu drücken, ohne dass es herunterfällt. Das ist ein sehr leichter, sanfter Druck. Dass so etwas wirkt, fällt uns häufig schwer zu begreifen.

Ich habe den Fehler gemacht und meine Patienten vorher nicht darüber informiert, dass dieser Unterschied besteht. Ohne die Art der Massage genauer zu beschreiben, überwies ich sie zur Lymphmassage; hinterher beschwerten sie sich am Telefon darüber. Sie meinten, es wäre Geldverschwendung gewesen, weil das tiefliegende Gewebe nicht behandelt wurde. Das ist allerdings nicht der Sinn einer Lymphmassage, denn die Lymphkanäle liegen direkt unter der Haut. Möglicherweise fühlen Sie sich nach der ersten Massage „dreckig“, weil all die Giftstoffe hin- und herbewegt wurden.

### LYMPHMASSAGE
### DURCHFÜHRUNG

Machen Sie einen Termin bei einem Spezialisten für Lymphmassagen aus. Lassen Sie sich eine Ausbildungsbescheinigung vorzeigen. Schauen Sie nach Schlagwörtern wie Lymphödem, lymphatisches Ödem oder Lymphdrainage.

Krebszentren sind häufig eine gute Hilfe bei der Suche nach gut ausgebildeten Massagetherapeuten.

Fangen Sie mit einer Lymphmassage an und schauen Sie, wie Sie sich hinterher fühlen.

Wenn Sie überhaupt keine Veränderung bemerken, benötigen Sie diese Art der Massage nicht.

Wenn Sie irgendeine Reaktion verspüren, egal welcher Art, sollten Sie weitermachen, bis Sie nichts mehr merken.

### LYMPHMASSAGE
### **VORSICHT:** GEGENANZEIGEN

**Kopfschmerzen:** Kopfschmerzen sind meist auf Dehydrierung und/oder einen niedrigen Glutathionspiegel zurückzuführen. Achten Sie darauf, genug zu trinken, am besten gutes Quellwasser. Wenn das nicht hilft, finden Sie weitere Anregungen im Abschnitt Glutathion.

**Nierenerkrankung:** Wenn Sie eine Nierenerkrankung haben, kann die starke Bewegung in den Lymphen zu einem Flüssigkeitsüberschuss führen und Ihre Nieren belasten. Das Problem ist allerdings, dass Sie, falls Sie eine Nierenerkrankung haben, diese Behandlung nötiger haben als jeder andere. Mein Rat ist, Termine für kurze, häufige Lymphmassagen jeweils nur einer einzelnen Gliedmaße auszumachen, damit Sie keine Probleme mit den Nieren bekommen, Sie aber dennoch von der positiven Wirkung profitieren können.

## 2. SAUNA

Saunas werden seit Jahrhunderten zur Entgiftung genutzt. Forschungen haben gezeigt, dass es nicht so stark darauf ankommt, wie viel man ausschwitzt, sondern dass sich das Blut hin- und herbewegt. Wie bei einer Heizung zirkuliert das Blut von innen nach außen zur Haut, um den Körper von der Hitze der Sauna abzukühlen. Durch diese Pumpwirkung des Blutes werden Giftstoffe aufgenommen und an die Entgiftungsorgane weitergeleitet. Dort werden sie in Gallenflüssigkeit verpackt und ausgeschieden.

Weil er nicht nur das Schwitzen, sondern vielmehr die Bewegung des Blutes fördert, ist ein Saunagang perfekt für all diejenigen, die zu krank sind, um Sport zu treiben, wie wir im Abschnitt GRUNDLAGEN besprochen haben. Ja, es muss Wasser hinein- und auch hinausgelangen, aber ebenso müssen Sie es hin- und herbewegen. Diese Aufgabe erfüllt die Sauna. Aber denken Sie daran: Wenn Sie sich gut genug fühlen, um sich zu bewegen, sollten Sie das unbedingt tun! Bewegung ist immer noch am besten.

Dr. Joseph Brewer, der neue Behandlungsformen gegen Schimmel entwickelte, nannte ein Fallbeispiel einer Patientin, die im Rahmen ihres Behandlungsplans eine Infrarotsauna nutzte. Die Mykotoxine im Urin waren nach dem Saunagang zehnmal so hoch. Dieses Ergebnis untermauert die Theorie, dass die Entgiftung gesteigert wird, wenn das Blut zirkuliert. Bei Sport habe ich den gleichen Effekt beobachten können.

## SAUNA
## VORGEHENSWEISE

**Traditionelle Sauna mit trockener Hitze:** 75-100ºC für 30-45 Minuten. Anschließend eine Minute lang (nicht länger) so kalt wie möglich abduschen. Je nach Wetter kann man natürlich auch in einen Schneehaufen springen.

**Infrarotsauna:** 52-55° C für 25-30 Minuten. Meist schwitzt man hinterher noch mehr. Steigern Sie dies, indem Sie sich in eine warme Decke einwickeln, bis Sie zu schwitzen aufhören. Anschließend kalt abduschen.

## SAUNA
## **VORSICHT:** GEGENANZEIGEN

**Dehydrierung:** Dehydrierung ist das häufigste Problem bei Menschen, die eine Saunatherapie machen. In den vier Stunden vor dem Saunagang sollten Sie alle halbe Stunde mindestens 175 ml Quellwasser trinken.

**Bluthochdruck:** Wenn Sie unter Bluthochdruck leiden, sollten Sie während des Saunagangs Ihren Blutdruck messen. Ich empfehle Messgeräte fürs Handgelenk, die einfach anzuwenden sind und nicht den Lymphfluss behindern.

**Nierenerkrankung:** Saunagänge können die Fähigkeit der Nieren, das Blut zu filtern und Urin zu bilden, beeinträchtigen. Wenn Sie eine Nierenerkrankung haben, rät Ihr Arzt Ihnen wahrscheinlich, vor, während und nach der Sauna das spezifische Gewicht Ihres Urins zu messen. Fangen Sie mit der Hälfte der empfohlenen Zeit an, um sicherzugehen, dass Ihre Nieren der Herausforderung gewachsen sind.

## 3. FLAVONOIDE

Flavonoide sind die farbenfrohen Pigmente im Gemüse und Obst, die einen starken Schutz gegen die negativen Auswirkungen von Schimmelsporen und Toxinen bieten. Sie schützen und verhindern Schäden bis auf Zellebene. Wenn Sie seit langem Schimmelprobleme haben, durch die Sie Symptome aus den Kategorien 2 oder 3 von „Cristas Schimmelpilz-Fragebogen" haben, müssen Sie über die Ernährung eingreifen.

Am besten nehmen Sie Flavonoide über die Nahrung auf. Es gibt in dieser Familie einen schimmelbekämpfenden Zweig namens Polyphenole. Grüner Tee und Matcha enthalten sehr viele Polyphenole und haben starke schimmelpilzheilende Eigenschaften. Ein anderes Pigment, ein rotes namens Lycopin, hilft bei der Reparatur der Schäden durch Mykotoxine. Lycopin ist insbesondere in Tomaten enthalten. Das gelbe Pigment, Quercetin, ist so hilfreich gegen Schimmelpilze, dass ihm ein ganzer Abschnitt in diesem Buch gewidmet wurde. Grün, rot, gelb, lila ... Sie sehen, man braucht die ganze Palette des Regenbogens.

### FLAVONOIDE
ANWENDUNG

**Essen:** Essen Sie täglich fünf bis sieben Portionen Gemüse in allen Farben des Regenbogens.

**Essen:** Essen Sie täglich ein bis zwei Portionen Obst in allen Regenbogenfarben, SOFERN Sie keine Pilzüberwucherung haben.

**Trinken:** Zwei Tassen grüner Tee täglich. Wenn grüner Tee nicht Ihr Ding ist, sollten Sie Ihrem Essen 1/2 Teelöffel Matcha-Tee hinzufügen. Oder trinken Sie Kamillentee. Kamille behebt Mykotoxinschäden und schmeckt süß, hat aber auch einen ganz leichten Hauch von Bitterkeit.

## FLAVONOIDE
## VORSICHT: GEGENANZEIGEN

**BIO:** Verschlimmern Sie Ihr Toxizitätsproblem nicht noch, indem Sie giftiges Gemüse essen. Tipps zum Einkauf von Bio-Waren finden Sie auf der Liste der so genannten „Dirty Dozen" und der „Clean Fifteen" der EWT (Environmental Working Group), einer unabhängigen und gemeinnützigen Umweltarbeitsgruppe, die sich für eine gesündere Ernährung einsetzt. Sie können entweder in Bio-Nahrungsmittel oder in Arztbesuche investieren, ganz wie Sie möchten.

**Gewichtsverlust:** Wenn Sie durch die Schimmelpilzerkrankung viel Gewicht verloren haben, benötigen Sie möglicherweise weniger Portionen Gemüse, aber mehr Proteine und Fette. Isst man viel Bio-Gemüse, führt dies meist zu Fettverlust durch den Giftstoffverlust. Achten Sie auf Ihr Gewicht.

**Medikamente:** Bei einigen Arten von gerinnungshemmenden Medikamenten, die mit Vitamin K in Verbindung stehen, wird den Patienten geraten, kein grünes Gemüse zu essen. Das ist verrückt. Wir benötigen Gemüse für alle Bereiche unseres Körpers.

Stimmen Sie die Medikamenteneinnahme und den Gemüsekonsum aufeinander ab, ABER achten Sie unbedingt darauf, jeden Tag Gemüse zu essen oder Nahrungsergänzung aus Gemüsepulver einzunehmen. Das dürfen Sie keinesfalls vergessen!

## 4. RESVERATROL

Resveratrol ist ein starkes Antioxidans. Es repariert Schäden der Leber und des Nervensystems und hat antikanzerogene Eigenschaften nach Mykotoxinbelastung. Dieses Antioxidans hat jede Menge Presse als Ausrede für den Weinkonsum bekommen. Es ist nämlich so, dass Rotwein Resveratrol enthält, aber um die Menge Resveratrol zu erhalten, die benötigt wird, um die Auswirkungen von Schimmelpilzen zu bekämpfen, müsste man täglich 60 Flaschen Rotwein trinken. Nein, ich habe gerade nicht empfohlen, täglich 60 Flaschen Rotwein zu trinken ... nicht einmal eine Flasche Rotwein am Tag.

Ich habe nämlich meine Bedenken bei Rotwein. Wie wir anhand des Falls der Frau, die immer mehr Nahrungsmittelunverträglichkeiten entwickelte, gelernt haben, kann Rotwein Mykotoxine enthalten. Wenn Sie zu Ihren Mahlzeiten ein Gläschen Rotwein genießen, sollten Sie darauf achten, dass der Winzer unabhängige Mykotoxintests durchführen lässt. Es gibt Weinclubs, die diese Suche vereinfachen (siehe Abschnitt *Verweise*).

Kurz gesagt: Hier ist ein Nahrungsergänzungsmittel nötig. Resveratrol hilft bei generalisierten Schmerzen, wenig Energie, Hautproblemen und Durchblutungsstörungen und kann außerdem den Cholesterinspiegel senken. Auch wird es als Mittel gegen Alterung angepriesen. Die Forschung zeigte, dass sich die positive Wirkung von Resveratrol einstellt, wenn die Studienteilnehmer eine tägliche Mindestmenge von einem Gramm (1000 mg) einnahmen.

### RESVERATROL
ANWENDUNG

**Nahrungsergänzung:** Nehmen Sie täglich mindestens 1000 mg ein. Versuchen Sie nach ein paar Monaten, wenn Sie den Schimmel bekämpft haben (siehe Abschnitt BEKÄMPFUNG), die Dosis zu halbieren. Achten Sie in den nächsten Wochen darauf, ob Sie sich immer noch gut fühlen. Falls nein, nehmen Sie wieder 1000 mg täglich und probieren Sie später noch einmal, die Dosis zu reduzieren.

## RESVERATROL
**VORSICHT:** GEGENANZEIGEN

**Nicht fermentierte Quellen:** Japanischer Staudenknöterich ist die häufigste pflanzliche Quelle für Resveratrol. Viele Kräuterproduzenten fermentieren dafür den Japanischen Staudenknöterich. Für normale Menschen ist das absolut in Ordnung, aber Schimmelpatienten reagieren häufig negativ darauf. Auch wenn nach der Verarbeitung keine Pilze (Schimmelpilze) mehr im Resveratrol enthalten sind, kann allein die Fermentierung zu einem Problem werden. Im Abschnitt *Verweise* finden Sie Unternehmen, die mit Extraktion statt Fermentation arbeiten.

## 5. GLUTATHION

Glutathion ist das mächtigste Antioxidans gegen Mykotoxine. Bääämm!

> Alle Mykotoxine **verringern Glutathion**

Glutathion ist der absolute König unter den Antioxidantien. Wenn Sie ein „Herr der Ringe"-Fan sind, werden Sie meine Bezeichnung für Glutathion verstehen. Ich nenne es „das eine Antioxidans, um sie alle zu beherrschen".

Fairerweise muss gesagt werden, dass auch Vitamin C diesen Titel verdient hätte, aber wenn es um Schimmel geht, gewinnt eindeutig Glutathion.

Ja, alle Mykotoxine verringern Glutathion. Ein niedriger Glutathionspiegel führt zur Dysfunktion grundlegender Stoffwechselprozesse – und zwar auf DNA-Ebene. Ohne Glutathion werden wir zu giftigen Müllhalden. Leber, Nieren, Gehirn, Lunge und Immunsystem welken vor sich hin, während sie versuchen, mit all dem Müll fertig zu werden. Dadurch entstehen dann Symptome.

Glutathion lindert die Symptome im Gehirn und Nervensystem, in den Atemwegen und den Entgiftungsorganen – insbesondere der Leber, aber auch in den Nieren.

Die Darreichungsform ist entscheidend. Am besten wird Glutathion dem Körper intravenös zugeführt. Allerdings ist es schwierig, einen Arzt zu finden, der Glutathion auf diese Art verabreicht. Wenn Sie das Glück haben, so einen Arzt zu finden, dann sollten Sie das ausnutzen. Alle anderen brauchen ein Nahrungsergänzungsmittel. Ich empfehle nur liposomales Glutathion. Basierend auf zuverlässigen klinischen Studien und guten Labortests habe ich ein paar Empfehlungen zusammenstellen können (siehe Abschnitt *Verweise*). Bevor Sie Glutathion nehmen, sollten Sie testen, ob Sie darauf allergisch reagieren.

## GLUTATHION
### ANWENDUNG

**SCHRITT 1** Geben Sie eine kleine Menge flüssiges, liposomales Glutathion auf ein Wattestäbchen und fahren Sie damit über die Innenseite Ihrer Wange oder Nase. Falls Sie eine lokale Reaktion spüren, könnte es sein, dass Sie empfindlich auf Sulfite reagieren. Dann dürfen Sie kein Glutathion einnehmen. Nehmen Sie als Alternative Mariendistel und Selen, um die Glutathionbildung Ihres Körpers anzukurbeln.

**SCHRITT 2** Falls Sie keine Reaktion zeigen, nehmen Sie morgens 225 mg flüssiges, liposomales Glutathion oral ein. Achten Sie darauf, ob Sie neue Symptome entwickeln oder sich bestehende verschlechtern. Ist das der Fall, reduzieren Sie die Dosis um die Hälfte und versuchen Sie es erneut. Wenn auch das nicht funktioniert, kehren Sie wieder zum Abschnitt GRUNDLAGEN zurück und kümmern Sie sich um die Ausscheidungsorgane.

**SCHRITT 3** Nach einer Woche nehmen Sie, sofern Sie keine neuen Symptome bekommen oder sich bestehende nicht verschlechtert haben, morgens 450 mg flüssiges, liposomales Glutathion oral ein.

**SCHRITT 4** Lassen Sie die Blutwerte überprüfen, um zu schauen, wie lange Sie noch Glutathion nehmen müssen.

**SCHRITT 5** Falls Sie schon lange Glutathion einnehmen und der Spiegel ohne Nahrungsmittelergänzung nicht auf einem normalen Pegel bleibt, könnte es sein, dass Sie einen Selenmangel haben. Selen ist leicht zu supplementieren und kann ebenfalls Schäden durch Mykotoxine reparieren. Möglicherweise benötigen Sie Unterstützung auf Genebene. Lesen Sie dazu das Buch *Schmutzige Gene* von Dr. Ben Lynch (siehe *Verweise*).

## GLUTATHION
**VORSICHT:** GEGENANZEIGEN

**Geschmack:** Warnung! Glutathion schmeckt wie flüssiger Pups. Wirklich. Es schmeckt einfach furchtbar. Orangensaft kann den Pupsgeruch meist ganz gut kaschieren, sodass Sie das Zeug herunterbekommen. Falls Ihr Glutathion nicht furchtbar schmeckt, liegt das wahrscheinlich an der Potenz. Es ist auch in anderen Formen erhältlich: transdermal, intranasal und als Zerstäuber. Ich habe nicht viel Erfahrung mit der Überwachung von Laborwerten bei diesen Produkten, darum kann ich nichts zu deren Wirksamkeit sagen.

**Entgiftungsreaktionen:** Wenn Sie schon lange an Schimmelpilzen erkrankt sind, ist wahrscheinlich auch Ihr Glutathionspiegel schon lange niedrig. In dem Fall haben Sie, sobald Sie dieses wirkungsvolle Antioxidans supplementieren, möglicherweise ein paar Tage lang das Gefühl, vom LKW überfahren worden zu sein. Das sollte aber höchstens zwei bis drei Tage anhalten. Dauert es länger, sollten Sie mit dem Glutathion kurz aufhören und sich im Abschnitt BEKÄMPFUNG die Hinweise zu Herx-Reaktionen durchlesen und befolgen.

**Empfindlichkeit gegenüber Sulfiten:** Menschen, die Sulfite nicht vertragen, vertragen meist auch kein Glutathion.

**Asthmatiker:** Glutathion als Zerstäuber kann während eines Schubs Asthma verschlimmern.

## 6. ALPHA-LIPONSÄURE

Alpha-Liponsäure ist eine Vorstufe des Glutathion. Für manche Personen, die kein Glutathion vertragen, ist Alpha-Liponsäure eine gute Idee. Sie bietet zum Großteil die gleiche Schutzwirkung für Leber und Nieren, verfügt aber auch über ihre ganz eigene Magie: Sie reduziert Entzündungen und schützt das Immunsystem auf Genebene. Außerdem kann sie den Blutzucker stabilisieren.

Falls Sie ständig krank sind, Erkältungen lange anhalten oder sich auf die Lunge schlagen oder wenn Sie unter starken Blutzuckerschwankungen leiden, ist Alpha-Liponsäure eine gute Wahl.

### ALPHA-LIPONSÄURE
ANWENDUNG

**Nahrungsergänzung:** Nehmen Sie zweimal täglich 600 mg Alpha-Liponsäure in Kapselform ein.

### ALPHA-LIPONSÄURE
**VORSICHT:** GEGENANZEIGEN

**Empfindlichkeit gegenüber Sulfiten:** Weitere Hinweise, was Sie bei einer Empfindlichkeit gegenüber Sulfiten tun sollten, finden Sie im Buch *Schmutzige Gene* von Dr. Ben Lynch.

## 7. MELATONIN

Ich habe schon zuvor gesagt, dass das wirkungsvollste Antioxidans bei Schimmelpilzerkrankungen Glutathion ist, was auch zutrifft. Allerdings ist Melatonin das wirkungsvollste *Gehirn*-Antioxidans gegen Schimmel und Mykotoxine. Melatonin hilft beim „Schimmel-Gehirn“, dem vernebelten Gefühl, als würde man den Boden unter den Füßen verlieren. Melatonin heilt das Gehirngewebe und somit verbessern sich auch die „Schimmelhirn“-Symptome.

Melatonin heilt auch Leber und Nieren. In der Leber repariert Melatonin die Leberzellen, die so stark geschädigt wurden, dass sie ansonsten absterben würden. Außerdem stimuliert Melatonin die Leber dazu, ihr eigenes Glutathion zu produzieren.

Wenn Sie primär unter Lebersymptomen leiden, ist Melatonin Ihr Freund. Dieses Nahrungsergänzungsmittel lässt sich sehr gut mit Mariendistel kombinieren. Lebersymptome aus der Liste des Abschnitts über Mariendistel sind Empfindlichkeit gegenüber Chemikalien, akute Geruchsempfindlichkeit, Mouches volantes, Kopfschmerzen, Übelkeit nach dem Essen, Blähbauch, geringer Appetit, Verlangen nach Alkohol, geschwollene Hände und Füße und die Zunahme von Altersflecken. Das sind nur ein paar der vagen Symptome im Zusammenhang mit einem Leberschaden.

Für die gewünschte Wirkung in Hirn und Leber halten wir uns an die Dosierungsvorschriften aus der Krebstherapie. Auch wenn 1-3 mg Melatonin beim Einschlafen helfen, ist die Dosis für die Schimmelpilzbehandlung deutlich höher.

Höhere Dosen helfen meist nicht besser beim Einschlafen, darum müssen Sie dafür sorgen, dass Sie selbst Melatonin ausschütten. Die schimmelbekämpfenden Wirkungen von Melatonin werden noch verbessert, wenn man es mit CoQ10 kombiniert (siehe nächster Abschnitt).

## MELATONIN
### ANWENDUNG

**Eigenes Melatonin ausschütten:** Die Ausschüttung von körpereigenem Melatonin können Sie unterstützen, indem Sie abends eine Stunde vor dem Zubettgehen so wenig Licht wie möglich anmachen. Melatonin ist am stärksten, wenn Sie sich an den natürlichen Rhythmus des Sonnenlichts halten. Das Schlimmste für die natürliche Melatoninproduktion ist die Bildschirmzeit in den zwei Stunden vor dem Schlafengehen. Machen Sie es wie ich und gehen Sie schlafen, wenn die Sonne untergeht! Wenn wir das alle machen, haben die Nachteulen niemanden, mit dem sie reden können, und schlafen vielleicht auch ein.

**Nahrungsergänzung:** Nehmen Sie täglich 20 mg ein, ehe Sie ins Bett gehen.

### MELATONIN
### VORSICHT: GEGENANZEIGEN

**Träume:** Zwar hilft es Ihnen in hohen Dosen nicht unbedingt beim Einschlafen, aber manche Patienten berichteten von merkwürdigen Träumen in den ersten Wochen nach Beginn der Behandlung mit Melatonin.

**Benommenheit:** Melatonin sollte abends eingenommen werden, falls es Sie schläfrig macht.

## 8. COENZYM Q10

Okay, als ich sagte, das mächtigste Antioxidans gegen Schimmelpilze sei Gutathion, meinte ich das auch so. Doch zusätzlich zu Melatonin, das das mächtigste Gehirn-Antioxidans gegen Mykotoxine ist, ist Q10 das beste *Herz*-Antioxidans. Vielleicht merken Sie bereits, dass Antioxidantien sehr gut bei der Schimmelpilzbehandlung wirken und ich richtig begeistert von ihnen bin.

Bei Menschen, die bestimmten Mykotoxinen länger ausgesetzt waren, kann der Herzmuskel geschädigt worden sein. Das nennt man Myokarditis. Diese wird durch Entzündungen und einen durch Schimmelpilze hervorgerufenen Q10-Mangel in den Herzmuskelzellen verursacht. Q10 füttert die Mitochondrien, also die Kraftwerke der Herzmuskelzellen. Diese können sich keinen einzigen Tag freinehmen. Sie können sich nicht einmal eine Sekunde lang freinehmen ... sonst würde unser Herz aufhören zu schlagen.

Falls Sie gemeinsam mit anderen Schimmelpilzsymptomen Herzsymptome oder unangenehme Gefühle im Brustraum verspüren, könnte das an einem Q10-Mangel liegen. Lassen Sie Ihr Herz von einem Arzt untersuchen. Es muss nicht immer Schimmel schuld sein. Wenn überprüft wurde, dass es nichts Kardiovaskuläres ist, dann kann es Ihnen Erleichterung verschaffen und sich allgemein energiesteigernd auswirken, wenn Sie Q10 einnehmen.

Q10 unterstützt andere Bereiche Ihres Körpers, die von Schimmel betroffen sind, beispielsweise die Skelettmuskeln. Manche Menschen berichten zum Beispiel, dass sie immer total erschöpft sind, wenn sie sich anstrengen. Das liegt daran, dass den Mitochondrien die Puste ausgeht. Q10 füttert sie wieder.

Wie bereits gesagt, heilt Q10 auch Leber und Nieren, insbesondere in Kombination mit Melatonin.

Suchen Sie nach Q10-Nahrungsergänzungsmitteln in Form von Kautabletten. Widerstehen Sie aber dem Drang, sie zu zerkauen. Je länger sie brauchen, um sich selbst aufzulösen, desto mehr Q10 wird direkt über Ihre Mundschleimhaut aufgenommen.

### COENZYM Q10
### ANWENDUNG

**SCHRITT 1** Die meisten Menschen fühlen sich besser, wenn sie 100 mg pro Tag einnehmen.

**SCHRITT 2** Wenn Sie Symptome im Brustbereich haben, sollten Sie dreimal täglich 100 mg einnehmen.

**SCHRITT 3** Wenn sich die Symptome bessern, verringern Sie die Dosis auf zweimal täglich und schauen Sie, wie es Ihnen unter Anstrengung ergeht. Wenn Ihre Beschwerden im Brustbereich wiederkehren, steigern Sie die Dosis wieder auf dreimal täglich. Versuchen Sie später noch einmal, die Dosis zu verringern, wenn Sie mehr Schimmelpilze in Ihrem Körper abgetötet haben.

### COENZYM Q10
### **VORSICHT:** GEGENANZEIGEN

**Allergie:** Selten berichteten Patienten über Allergien gegen Q10. In meiner Praxis waren es die Aromen in der Kautablette, nicht das Q10. In Tablettenform wurde es sehr gut vertragen.

## 2.5 Bekämpfung

Jetzt ist es endlich an der Zeit, dem **SCHIMMEL DEN GARAUS ZU MACHEN.**

Okay, Sie haben die VERMEIDUNG geschafft, Sie haben die GRUNDLAGEN in Ordnung gebracht und Sie haben einige Hilfsmittel zum SCHUTZ Ihres Körpers und zur REPARATUR der Schäden durch die Schimmelpilzbelastung ausgewählt. Sie sind soweit. Der Schimmel allerdings auch.

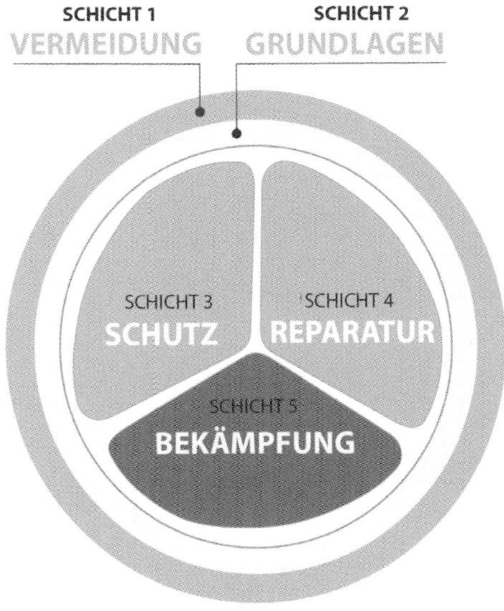


Schimmel zu töten, ist in etwa so wie einen Bärenkäfig reinigen zu wollen, während der Bär noch darin sitzt. Sie warten ab, bis er eingeschlafen ist, schleichen sich dann auf Zehenspitzen hinein, um möglichst leise und ohne Störung durch den Käfig zu wischen … und nie, aber auch wirklich niemals, dürfen Sie den Bären anstupsen.

Ich habe in der Praxis gesehen, dass der Schimmel, sobald er weiß, dass ER das Ziel Ihres Angriffs ist, die Hacken in den Boden stemmen und sein Territorium verteidigen wird, das allerdings SIE sind. Ich konnte Reaktionen wie Heißhunger auf Süßigkeiten, Bähungen, furchtbare Ohrgeräusche, unzählige schlaflose Nächte, Verschlimmerungen von Pilzinfektionen und so weiter beobachten. Halten Sie durch, solange es nicht allzu schwer ist. Das sind vorübergehende Beschwerden. Ich weiß, sie können sehr hart sein, sind aber ein Zeichen dafür, dass Sie auf dem richtigen Weg sind. Scheuen Sie sich nicht, in der Phase der Bekämpfung Ihren Arzt um Hilfe zu bitten, denn möglicherweise benötigen Sie zusätzliche Unterstützung.

Die Hilfsmittel der **BEKÄMPFUNG** umfassen …
Innerlich anwendbare Antimykotika

1. Pau D'Arco (Tabebuia impetiginosa)
2. Tulsi (Ocimum tenuiflorum)
3. Olivenblätter (Olea europaea)
4. Bartflechte (Usnea barbata)
5. Thymian (Thymus vulgaris)
6. Oreganoöl (Origanum vulgare)

Nasale Antimykotika

7. ätherische Öle
8. kolloidales Silber
9. Ozon
10. Xylit

Bringen Sie die Sache zu Ende

11. Biofilm-Vernichter
12. Herx-Helfer
13. Wiedereinführung

## GEHEN SIE IN DIE OFFENSIVE

Es heißt, Angriff sei die beste Verteidigung – was auf Schimmelpilzerkrankungen absolut zutrifft. Um die Schimmelbesiedelung loszuwerden, müssen Sie Ihren Körper vollkommen ungastlich machen. Sie müssen den Schimmel auf zwei Arten abtöten: innerlich und nasal. Nasale Antimykotika sind gezielte Behandlungsformen, die die Kolonien in Ihren Nasennebenhöhlen außer Gefecht setzen. Innerlich anwendbare Antimykotika hingegen reinigen Ihren Darm und töten sämtliche Schimmelpilze ab, die gestreut werden, wenn Sie Ihren Angriff in den Nasennebenhöhlen starten. Am besten haben Sie die innerlich anzuwendenden Antimykotika bereits an Bord, ehe Sie mit der nasalen Behandlung beginnen.

Kräuter sind hierfür erstaunliche Verbündete. Die vom Arzt verschriebenen Antimykotika gehen meist nur in ein, zwei Weisen gegen den Schimmelpilz vor. Das gilt aber nicht für Kräuter. Ein einziges antimykotisch wirkendes Kraut verfügt über viele, viele verschiedene Waffen gegen Schimmelpilze. Das macht Kräuter nicht nur zu effektiven Schimmelkillern, sondern verringert auch die Fähigkeit des Schimmelpilzes, sich wieder zu regenerieren.

**Um gegen den Schimmel zu gewinnen,** brauchen Sie innerlich UND nasal anwendbare Antimykotika. **Benutzen Sie nicht das eine ohne das andere.**

Schimmel ist klug. Wenn Sie nur eine Waffe besitzen, wird er einen Weg finden, diese zu umgehen und trotz Behandlung zu überleben.

Das nennt sich Resistenz. Wenn antimykotische Medikamente benötigt werden, können sie mit ausgewählten Kräutern kombiniert werden, um einen richtigen Angriff zu starten, mit dem zusätzlichen Vorteil, dass die Arzneimittelresistenz verringert wird.

Kräuter haben meist Bestandteile, die die Nebenwirkungen durch die absterbenden Schimmelpilze verringern. Viele antimykotische Kräuter töten Schimmelpilze und beseitigen die Mykotoxine, schützen die Leber und reparieren den Darm und so weiter. Ich nutze Kräuter gerne, weil sie im Vergleich zu ihrer Wirksamkeit wenig Schaden anrichten können.

### INNERLICH ANWENDBARE ANTIMYKOTIKA

Um sich richtig zu erholen, sollten Sie Ihren ganzen Körper mit einem Antimykotikum behandeln. Die Personen, denen es einfach nicht besser geht, lassen diesen Schritt nämlich aus. Auch wenn sie die krankmachende Umgebung verlassen und eine nasale Therapie durchgezogen haben, kommt der Schimmel zurück.

Es ist ein Irrglaube, dass man eine aktive Pilzinfektion haben muss, um diese Kräuter einzunehmen. Das ist falsch. Es ist nämlich so, dass auch wenn es sich bei der Kolonisierung nicht um eine Infektion handelt, viele Kolonien ständig Schimmelsporen und Mykotoxine abgeben. Man kann eine Schimmelpilzerkrankung haben, ohne dass man eine Pilzinfektion hat. Und wenn Sie durch Schimmelpilze krank geworden sind, benötigen Sie Antimykotika für den gesamten Körper, damit die Sporen keine Stelle finden, an der sie sich niederlassen können.

Wie lange müssen Sie Antimykotika für den ganzen Körper einnehmen? Bis Sie sicher sind, dass es in Ihrem Körpersystem keine Mykotoxine mehr gibt – und auch noch einen weiteren Monat, um auf Nummer sicher zu gehen. Mykotoxine kommen von Schimmelsporen. Wenn Sie alle Schimmelsporen abgetötet und die Mykotoxine entgiftet haben, sollten Ihre Laborwerte keine Mykotoxine mehr anzeigen. Falls doch, waren Sie vielleicht im Bereich VERMEIDUNG nicht konsequent genug oder in Ihrem Körper hat irgendwo noch Schimmel überlebt.

Die von mir aufgeführten Pflanzen sind auch bei langfristiger Nutzung unbedenklich. Pau D'Arco und indisches Basilikum werden beispielsweise in vielen Kulturen zum Frühstück als Tee getrunken. Bei meinen Patienten wechsle ich die Kräuter ungefähr monatlich ab, damit sich der Schimmel keinen Weg suchen kann, diese zu umgehen. Außerdem wird so der Körper nicht zu sehr beansprucht und es kann kein Nährstoffmangel auftreten.

Die Behandlungen sind in der Reihenfolge ihrer Intensität und des Potenzials für Nebenwirkungen aufgeführt – von gering bis am stärksten. Verwechseln Sie Intensität nicht mit Wirksamkeit! Die Intensität hat mit den anderen Wirkungen zu tun, die eine Pflanze hervorruft, die aber nichts mit Schimmel zu tun haben. Die am wenigsten intensiven Pflanzen können mehr Schimmel abtöten, da sie häufiger eingenommen werden können.

Es geht ja um eine langfristige Behandlung. Häufig verwende ich kontinuierlich etwas weniger Intensives und sorge mit intensiveren Pflanzen für kurzfristige Impulse. Beispielsweise täglich Pau D'Arco-Tee und gleichzeitig dreimal die Woche einen Oreganoöl-Kick. Da kommt die Kunst der Medizin ins Spiel. Auch hier rate ich Ihnen, sich an einen Arzt zu werden, der sich mit Schimmelpilzen auskennt und Ihnen sagen kann, was Sie wann tun sollen.

Fantastische antimykotische Kräuter für den ganzen Körper sind:

1. Pau D'Arco
2. indisches Basilikum (Tulsi)
3. Olivenblätter
4. Bartflechten
5. Thymian
6. Oreganoöl

### 1 PAU D'ARCO

Pau D'Arco wurde traditionell in der Vor-Inkazeit von den Bewohnern des Regenwaldes in Mittel- und Südamerika als Tee getrunken. Es besteht aus Rindenbast des Lapacho-Baums und ist dort als Taheebo-Tee bekannt. Dieser wurde gegen Pilzinfektionen in den Atemwegen und auf der Haut angewandt, die entstehen können, wenn man immer in einer warmen, feuchten Umgebung lebt. Pau D'Arco schützt gegen die Invasion von Pilzsporen und hilft auch bei bestehenden Pilzinfektionen.

In Studien hat sich die pilzabtötende Wirkung von Pau D'Arco als genauso wirkungsvoll wie die von antimykotischen Medikamenten herausgestellt, wie zum Beispiel Amphotericin B, ist aber für den Anwender sanfter. Es verfügt über weitreichende antimikrobielle Eigenschaften, was bei der Beseitigung von bestehenden Biofilm-Kolonien hilfreich ist.

Pau D'Arco löst tief sitzenden Schleim, was besonders hilfreich für Asthmatiker ist, die Probleme haben, ihre Lunge zu befreien, und für Menschen mit chronischen Nasennebenhöhlenproblemen. Menschen, die, sobald sie sich hinlegen, mit verstopften Nasennebenhöhlen zu kämpfen haben, sollten diesen Tee vor dem Schlafengehen trinken. Pau D'Arco regeneriert das Immunsystem und hat antikanzerogene Eigenschaften.

### PAU D'ARCO
### ANWENDUNG

**Tee:** Für Ihren eigenen Pau D'Arco-Tee lassen Sie einen Esslöffel zerkleinerten Rindenbast in 500-700 ml siedendem Wasser zehn Minuten lang ziehen. Abgießen, auf eine angenehme Temperatur abkühlen lassen und trinken.

Trinken Sie mehrmals täglich diesen Tee.

Manchmal können Sie diesen Tee in loser Form kaufen, es gibt ihn aber auch in fertigen Teebeuteln.

### PAU D'ARCO
### **VORSICHT:** GEGENANZEIGEN

**Schwangerschaft:** Pau D'Arco darf nicht in der Schwangerschaft verwendet werden.

**Geschmack:** Pau D'Arco-Tee hat einen moschusartigen Geschmack. Wenn der Geschmack ein Problem darstellt, kann man es auch in Kapselform einnehmen.

## 2 INDISCHES BASILIKUM

Indisches Basilikum, auch Tulsi genannt, ist für seine gesundheitsfördernden Eigenschaften bekannt. Angeblich hat es die Fähigkeit, den Geist zu erhellen. Indisches Basilikum wird im Ayurveda traditionell als Tee getrunken und bei Infektionen durch Schimmel, Pilze, Bakterien und Parasiten angewandt. Wie Pau D'Arco hat es sehr gute antimikrobielle Eigenschaften, während es für den Anwender gut verträglich ist. Wenn antimykotische Medikamente benötigt werden, kann Indisches Basilikum bedenkenlos in Kombination angewandt werden, um einer Medikamentenresistenz vorzubeugen.

Ich hatte das große Glück, von Dr. Tieraona Lowdog zu lernen, dass Indisches Basilikum gut für die Lunge ist. Ich kombiniere es mit Pau D'Arco bei Patienten, die durch die Schimmelbelastung Asthma entwickelt haben. Als Mittel zur Entgiftung von Mykotoxinen ist es besonders hilfreich für diejenigen, bei denen die Mykotoxinbelastung zu einer Trübung des Geistes geführt hat.

### INDISCHES BASILIKUM
ANWENDUNG

**SCHRITT 1** Geben Sie einen Esslöffel indisches Basilikum in 500-750 ml heißes Wasser. Bis zu fünf Minuten ziehen lassen.

**SCHRITT 2** Langsam den Dampf inhalieren, während der Tee zieht, damit die wirkungsvollen ätherischen Öle bis tief in die Nasennebenhöhlen und die Lunge gelangen.

**SCHRITT 3** Mehrmals täglich trinken.

Indischen Basilikum-Tee der Marke Organic India gibt es bereits abgepackt zusammen mit anderen Helfern gegen Schimmelpilze – Indisches Basilikum mit grünem Tee und Granatapfel.

### INDISCHES BASILIKUM
### VORSICHT: GEGENANZEIGEN

**Schlaf:** Indisches Basilikum kann sich stimulierend auf den Geist auswirken. Wenn das bei Ihnen der Fall ist, sollten Sie den Tee nicht vor dem Schlafengehen trinken.

**Geschmack:** Indisches Basilikum ist sehr aromatisch. Wenn der Geschmack ein Problem darstellt, kann man Indisches Basilikum auch in Kapselform einnehmen.

## 3 OLIVENBLÄTTER

Olivenblätter sind ein Antimykotikum, das gegen die Invasion durch Schimmelpilze schützt, indem die körpereigenen Immunkämpfer unterstützt werden. Daher schützen sie als Nebeneffekt auch vor Viren. Indem das körpereigene Immunsystem wiederhergestellt wird, können Olivenblätter sowohl Schimmel abtöten als auch chronische Virusinfektionen wie das Epstein-Barr-Virus oder andere Viren aus der Herpes-Familie bekämpfen. Durch eine Mykotoxinbelastung werden wir anfälliger für diese Arten von viralen Infektionen.

Olivenblätter sind ein praktisches, pflanzliches Hilfsmittel bei Personen mit Symptomen im Magen-Darm-Trakt. Sie schützen die Magen-Darm-Schleimhaut vor den schädlichen Auswirkungen von Mykotoxinen. Viele Menschen, die nach einer Schimmelpilzbelastung Nahrungsmittelunverträglichkeiten entwickelt haben, konnten diese Nahrungsmittel mithilfe von Olivenblättern wieder essen. Außerdem können sie den Blutzucker stabilisieren und Heißhunger auf Süßigkeiten reduzieren.

### OLIVENBLÄTTER
ANWENDUNG

**Nahrungsergänzung:** Eine typische Dosis Olivenblätter beträgt 500 mg der ganzen Pflanze oder des Extrakts zweimal täglich. Die langfristige Anwendung ist unbedenklich.

### OLIVENBLÄTTER
**VORSICHT:** GEGENANZEIGEN

**Verdauungsstörungen:** In seltenen Fällen können Olivenblätter zu Magenproblemen oder Durchfall führen. Ich habe den Eindruck, das tritt insbesondere dann auf, wenn nicht gleichzeitig auf schimmelfördernde Nahrungsmittel verzichtet wird.

**Niedriger Blutdruck:** Einer der Vorteile von Olivenblättern ist die blutdrucksenkende Wirkung. Leiden Sie allerdings unter niedrigem Blutdruck, müssen Sie Acht geben, wenn Sie Olivenblätter konsumieren. Falls Ihnen beim Aufstehen schwindelig wird, sind Olivenblätter möglicherweise kein geeignetes Mittel für Sie.

**Niedriger Blutzuckerspiegel:** Achten Sie auf Ihren Blutzuckerspiegel, wenn Sie Olivenblätter einnehmen, um eine Unterzuckerung zu vermeiden.

## 4 BARTFLECHTEN

Bartflechten bzw. Usnea sind nach ihrem Aussehen benannt. Sie hängen an Bäumen und sehen aus wie der fransige Bart eines alten Mannes. Ich habe gehört, dass der Name, der ihnen von den amerikanischen Ureinwohnern gegeben wurde, „verschnupft tröpfelnd" heißen würde. Das ist meiner Meinung nach eine hervorragende Beschreibung der Symptome, gegen die Bartflechten helfen. Ich verwende sie bei Schimmelpilzpatienten, die mit Heuschnupfen, Allergien, häufigem Schniefen oder Niesen und chronischen Halsschmerzen zu kämpfen haben. Bartflechten sind der Freund von Allergikern mit Nasennebenhöhlenproblemen, insbesondere bei Erkältungen.

Außerdem verhindern sie, dass aus Hautproblemen Pilzinfektionen werden, wie Tinea cruris oder vaginale Infektion mit Hefepilzen. Sie verhindern die Bildung eines Biofilms und haben eine besonders positive Wirkung auf die Blase, da Symptome einer Reizblase durch Schimmelpilzbelastung und Mykotoxine gelindert werden.

Bartflechten können die Leber belasten, weshalb sie nur kurzzeitig angewendet werden sollten.

### BARTFLECHTEN
ANWENDUNG

**Nahrungsergänzung:** Tinktur aus Usnea (Bartflechten)
1/2 Teelöffel dreimal täglich drei bis fünf Tage lang.

**Äußerliche Anwendung:**
**SCHRITT 1** Brühen Sie einen Tee aus der frischen oder getrockneten Pflanze auf.

**SCHRITT 2** Lassen Sie den Tee auf Kühlschranktemperatur abkühlen.

**SCHRITT 3** Befeuchten Sie ein sauberes Tuch mit dem gekühlten Tee und legen Sie dieses 15-20 Minuten lang auf das betroffene Hautareal. Wenn der Bereich von Ihrer Körpertemperatur erwärmt wird, kann durch die stärkere Durchblutung mehr des medizinischen Kräutertees absorbiert werden.

**SCHRITT 4** Hautareal gründlich trockentupfen.

**SCHRITT 5** Dreimal täglich wiederholen.

**SCHRITT 6** Anwenden, bis keine Pilzinfektion mehr zu sehen ist.

### BARTFLECHTEN
### **VORSICHT:** GEGENANZEIGEN

**Lebererkrankung:** Bartflechten nicht bei Lebererkrankungen anwenden.

**Schimmelpilzallergie:** Weil es sich dabei um Flechten handelt, reagieren manche Menschen, die eine richtige Schimmelpilzallergie haben, auch auf Bartflechten allergisch. Wenn Sie gegen Schimmelpilze allergisch sind, sollten Sie den Tee zum Überprüfen der Verträglichkeit zuerst auf eine kleine Hautpartie auftragen, ehe Sie ihn trinken.

## 5 THYMIAN

Thymian ist eines meiner liebsten antimykotischen Kräuter, weil er so vielseitig ist. Sie können die frische oder getrocknete Pflanze verwenden oder sie als ätherisches Öl, im Essen oder als Kapseln einnehmen. Er wächst sozusagen wie Unkraut und ist von Nicht-Gärtnern schwer auszurotten. Thymian ist ein wunderbares Kraut, das man aufgrund seiner Widerstandsfähigkeit sehr gut in der Küche oder im Blumentopf züchten kann. Genau diese Zähigkeit macht das Kraut zum perfekten Widersacher des Schimmels.

Thymian ist eine der am vielseitigsten einsetzbaren antimykotischen Pflanzen, die wir haben. Er wirkt gegen Schimmelpilze, aber auch gegen Parasiten, Protozoen und einige andere fragwürdige Gestalten im Biofilm. Während Bartflechten auf die Nasennebenhöhlen wirken, wirkt Thymian auf die Lunge. Er hilft Betroffenen von Schimmel, die häufig Lungeninfekte oder Bronchitis bekommen.

Das ätherische Öl im Thymian, Thymol, wirkt stimulierend und austrocknend. Es hilft gegen Mundgeruch, indem der Pilz-Biofilm auf den Zähnen beseitigt wird. Möglicherweise kennen Sie Thymol unter dem Namen Listerine. Das ätherische Thymianöl kann auch bei chronischer Nasennebenhöhlenentzündung oder Lungenproblemen inhaliert werden.

Obwohl er sehr sicher ist, benutze ich Thymian immer nur kurzzeitig, um seine Wirksamkeit zu maximieren.

### THYMIAN
ANWENDUNG

**Dampfinhalation:**
**SCHRITT 1** Kochen Sie drei Esslöffel getrockneten Thymian in rund vier Litern Wasser auf.

**SCHRITT 2** Sobald das Wasser kocht, vom Herd nehmen.

**SCHRITT 3** Halten Sie Ihren Kopf über den Topf, ohne diesen zu berühren.

**SCHRITT 4** Bedecken Sie Ihren Kopf und den Topf mit einem Geschirrtuch.

**SCHRITT 5** Atmen Sie fünf Minuten lang tief durch die Nase ein und aus.

**Thymiantinktur:** Nehmen Sie zehn Tage lang 1/2 Teelöffel Thymiantinktur zwei- bis dreimal am Tag ein.

### THYMIAN
**VORSICHT:** GEGENANZEIGEN

**Geschmack:** Viele Menschen mögen Thymian als Tee nicht, weshalb ich allgemein eher zu Tinktur oder Kapseln rate.

**Übelkeit:** Da Thymian äußerst unbedenklich ist, kann er in sehr großen Mengen eingenommen werden. In zu großer Menge kann er allerdings den Magen reizen und Übelkeit hervorrufen. In diesem Fall sollten Sie die Dosis verringern.

**Schwangerschaft:** In der Schwangerschaft ist Thymian vorsichtig anzuwenden und ätherisches Thymianöl oder Thymol sollten keinesfalls eingenommen werden.

## 6 OREGANOÖL

Von allen aufgeführten Antimykotika ist Oreganoöl das heftigste. Meine Patienten bezeichnen es liebevoll als „die Bombe". Zwar kann es sich etwas heftig auf den Darm auswirken, aber es kann eine gestörte Verdauung wieder in Ordnung bringen. Wenn Blähungen oder ein Reizdarm überhandnehmen, kann Oreganoöl wieder zu einem besseren Gleichgewicht der Darmflora verhelfen.

Oreganoöl wirkt antimykotisch und antibakteriell. Es tötet die bösen Typen und die normalerweise friedlichen Bewohner, die sich aber durch den Einfluss des Biofilms in Kriminelle verwandelt haben. Oreganoöl unterstützt alle Bereiche des Körpers, auch wenn meist nur über die Wirkungen auf die Verdauung berichtet wird. Es gehört zu denen, die schützen, während sie gleichzeitig abtöten. Oxidativer Schaden auf Zellebene wird verhindert, während Schimmel zerstört wird. Außerdem hat Oreganoöl antikanzerogene Eigenschaften. Unter den Schimmelsoldaten ist es ein wahrer Überflieger.

Oreganoöl ist als konzentrierter Extrakt verfügbar. Ein Extrakt von 10:1 entspricht dem Konsum einiger Esslöffel Oregano. Der Extrakt ist wirkungsvoller, als wenn Sie Oregano nur mit der Nahrung aufnehmen.

### OREGANOÖL
### ANWENDUNG

**Nahrung:** Geben Sie beim Kochen Oregano hinzu, um sich dessen pilzbekämpfende Eigenschaften zunutze zu machen.

**Nahrungsergänzung:** Nehmen Sie bis zu sieben Tage lang ein- bis zweimal täglich 150 mg eines 10:1-Extrakts ein.

### OREGANOÖL
### VORSICHT: GEGENANZEIGEN

**Magenverstimmung:** Während Oreganoöl normalerweise die Verdauung unterstützt, kann es für manche Menschen zu heftig sein und zu Magenproblemen führen. Nehmen Sie es zu den Mahlzeiten ein, um diese Auswirkung zu minimieren.

**Ungleichgewicht der Darmflora:** Viele Schimmelpilzbetroffene fühlen sich besser, wenn sie Oreganoöl mit Probiotika kombinieren, um das Gleichgewicht der Darmflora wiederherzustellen.

**Verschreibungspflichtige Antimykotika:** Da Sie sich diese von einem Arzt verschreiben lassen müssen, gehe ich nicht ausführlich auf diese Antimykotika ein. Aber Sie sollten wissen, dass sie existieren, falls Sie und Ihr Arzt meinen, Sie bräuchten sie. Man ist nicht gescheitert, wenn man ein verschreibungspflichtiges Antimykotikum benötigt. Die Situation jedes Patienten ist anders. Solche Antimykotika können die benötigte Erleichterung verschaffen und haben durchaus ihre Berechtigung.

Zu den innerlich anzuwendenden Antimykotika gehören Fluconazol und Nystatin. Zu den nasal anwendbaren Antimykotika gehören Amphotericin B, Ketoconazol und Nystatin. Jedes ist bei unterschiedlichen Problematiken besser geeignet, je nachdem, ob man beispielsweise ein Hefeproblem im Zusammenhang mit der Schimmelpilzerkrankung hat. Das ist ziemlich oft der Fall. In der Praxis gebe ich diese Mittel nur kurz und schubweise, um Pilzpopulationen in Schach zu bekommen, insbesondere dann, wenn die Symptome verhindern, dass sich der Patient an den Behandlungsplan halten kann.

### NASALE ANTIMYKOTIKA

Wenn Sie innerlich anzuwendende Antimykotika an Bord haben, sind Sie bereit, die Kolonien in Ihren Nasennebenhöhlen anzugehen.

Benötigen alle Schimmelpilzbetroffenen eine Behandlung der Nasennebenhöhlen, auch wenn sie dort gar keine Probleme haben? Wahrscheinlich. Wenn Ihr Punktestand auf „Cristas Schimmelpilz-Fragebogen“ eine mögliche oder wahrscheinliche Schimmelpilzerkrankung anzeigt, würde ich sagen, ja. Wenn Sie Mykotoxine im Urin haben, dann lautet die Antwort definitiv ja.

Wenn Sie einem Gebäude mit Feuchtigkeitsschaden ausgesetzt waren, sind die Pilze in Ihren Nasennebenhöhlen zu Schurken geworden – Schurken, die ausgerottet werden müssen. Lässt man sie am Leben, überschwemmen der Biofilm-Schimmel und seine Kumpel aktiv den Rest Ihres Körpers mit Giftstoffen und sie siedeln sich auch in anderen Regionen des Körpers an.

Wenn Sie den restlichen Körper behandeln, die Nasennebenhöhlen aber auslassen, besteht die Gefahr, dass es in den Kolonien der Nasennebenhöhlen immer noch Überlebende gibt. Sobald man dann die Behandlung beendet, schicken die Kolonien ihre Truppen los und fangen mit dem Wiederaufbau an. Schimmel ist hartnäckig und Sie möchten nicht, dass er in den schwer zu erreichenden Hohlräumen der Nasennebenhöhlen herumschleicht.

Am besten bekommen Sie die Antimykotika in all die Ritzen und Spalten Ihrer Nasennebenhöhlen, indem Sie einen Zerstäuber benutzen. Im Abschnitt *Verweise* finden Sie auch Hinweise zu Zerstäubern. Ich bin nicht gegen Nasensprays, verstehen Sie mich nicht falsch. Meistens funktionieren Nasensprays sehr gut, FALLS Sie Ihre Hausarbeiten gemacht und die Orange geschält haben sowie innerlich anzuwendende Antimykotika einnehmen.

Um Schimmel und seine bösen Kumpane richtig aus den Nasennebenhöhlen zu vertreiben, brauchen Sie Strategien und Werkzeuge, die die ganze Gang killen – Schimmel, Bakterien etc. –, sowie etwas, das den Biofilmschleim auflöst, sodass diese sich nicht in ihm verstecken können. In der Regel verwende ich zwei bis drei verschiedene Nasentherapeutika gleichzeitig und wechsle sie immer wieder ab.

Zu den nasalen Behandlungen gehören:

7. ätherische Öle
8. kolloidales Silber
9. Ozon
10. Xylit

## 7 ÄTHERISCHE ÖLE

Ätherische Öle schützen Ihre Nasennebenhöhlen und Atemwege. Sie sind besonders gute Hilfsmittel für Schimmelpilzbetroffene, die chronische Nasennebenhöhlen- oder Lungenprobleme haben. Ich rate dazu, sie zu inhalieren statt einzunehmen. Zwar können viele ätherische Öle sicher eingenommen werden, aber fragen Sie besser einen darin geschulten Arzt um Rat, ehe Sie ätherische Öle einnehmen.

Die untenstehende Liste umfasst ätherische Öle, die Schimmel lahmlegen bzw. abtöten können. Sie wirken auch gegen viele Bakterien und sind somit die perfekten Waffen gegen den bösartigen Biofilm in den Nasennebenhöhlen. Ätherische Öle verdunsten leicht, weshalb sie in die Hohlräume der Nasennebenhöhlen gelangen können, wo andere Medikamente nicht hinkommen.

Eines der Probleme bei der Abtötung von Schimmel in den Nasennebenhöhlen ist, dass er als Verteidigung Mykotoxine absondert, so wie Gasbomben. Aber ätherische Öle kümmern sich um dieses Problem. Wie ein Bombenentschärfungskommando verhindern und neutralisieren ätherische Öle Mykotoxine. Wenn sich also in Ihren Nasennebenhöhlen ein Biofilm befindet, wird durch die regelmäßige Inhalation von ätherischen Ölen die Wirkung des Schimmels auf den restlichen Körper reduziert.

Suchen Sie sich Düfte aus, die Sie mögen. Nehmen Sie, wenn möglich, Bioprodukte. Ätherische Öle sind Konzentrate aus der Pflanze. Das bedeutet, wenn beim Anbau der Pflanze Pestizide eingesetzt wurden, diese nun auch in konzentrierter Form vorliegen.

Die folgenden ätherischen Öle sind effektiv beim **Abtöten von Schimmel in den Nasennebenhöhlen:**

**Riesenlebensbaum** (Thuja plicata)
**Rosmarin** (Rosmarinus officinalis)
**Ajowan** (Trachyspermum copticum L.)
**Indisches Basilikum** (Ocimum sanctum, O. basilicum)

**Kreuzkümmel** (Cuminum cyminum L.)
**Teebaumöl** (Melaleuca alternifolia)
**Thymian** (Thymus vulgaris)
**Nelke** (Eugenia caryophyllata, E. aromatica)
**Weihrauch** (Boswellia species)
**Eukalyptus** (Eucalyptus species)
**Waldkiefer** (Pinus sylvestris)

Man kann einfach seine eigene Mischung zu Hause anfertigen. Beachten Sie dafür die folgenden Schritte oder schauen Sie sich mein Video an. Suchen Sie dafür nach „Essential Oil Spray“ auf DrCrista.com.

### ÄTHERISCHE ÖLE
FERTIGEN SIE SICH IHRE EIGENE MISCHUNG AN

**SCHRITT 1** Nehmen Sie eine 250-ml-Sprühflasche mit Nasalzerstäuber. Die gibt es in den meisten Reformhäusern oder online zu kaufen.

**SCHRITT 2** Füllen Sie die Flasche zu 3/4 mit Kochsalzlösung.

**SCHRITT 3** Suchen Sie sich zwei bis drei ätherische Öle von der Liste aus.

**SCHRITT 4** Geben Sie fünf Tropfen von jedem ätherischen Öl in die Flasche.

**SCHRITT 5** Vor dem Sprühen gut schütteln.

**SCHRITT 6** In die Luft sprühen und langsam den Nebel durch die Nase einatmen, um zu sehen, ob Sie den Geruch der Mischung mögen.

**SCHRITT 7** Geruch anpassen, indem Sie jeweils fünf Tropfen eines einzelnen ätherischen Öls hinzugeben, bis Sie die Mischung gefunden haben, die Ihnen gefällt.

Wenn Ihnen das zu viel Aufwand ist, Sie aber dennoch ätherische Öle in Ihren Behandlungsplan aufnehmen wollen, sollten Sie ein paar der ätherischen

Nasensprays ausprobieren, die es auf dem Markt zu kaufen gibt. Ich kam bei verschiedenen Marken zu gemischten Ergebnissen und hatte Mühe, Bioprodukte zu finden. Im Abschnitt *Verweise* finden Sie weitere Informationen.

Die richtige Dosis ist eine Kunst. In der wissenschaftlichen Literatur findet sich keine eindeutige Dosierung, darum kann ich nur das empfehlen, was bei meinen Schimmelpilzpatienten am besten funktioniert hat. Meist benötigt man am Anfang etwas mehr und dann, wenn man heilt, immer weniger. Hören Sie nicht auf, ehe alle Mykotoxine verschwunden sind, und führen Sie die Behandlung dann noch mindestens einen Monat lang fort, auch wenn Sie es nur einmal am Tag machen.

Ein wesentlicher Teil der BEKÄMPFUNG ist, ein ätherisches Öl gegen Pilze auszuwählen und es mindestens einmal, aber höchstens fünfmal am Tag anzuwenden.

## ÄTHERISCHE ÖLE
### ANWENDUNG

**SCHRITT 1** Richten Sie die Nasensprayflasche von Ihrem Gesicht weg und pumpen Sie einmal, damit sich der Sprühkopf mit der Lösung füllt.

**SCHRITT 2** Führen Sie die Spitze so weit wie möglich in Ihr Nasenloch ein.

**SCHRITT 3** Legen Sie den Kopf in den Nacken und geben Sie zwei Pumpstöße in ein Nasenloch. Ziehen Sie, wenn nötig, die Nase leicht hoch, damit so viel des Sprays wie möglich in Ihren Nasennebenhöhlen verbleibt. Vermeiden Sie es, das Mittel zu schlucken. Es soll in den Nasennebenhöhlen bleiben.

**SCHRITT 4** Im anderen Nasenloch wiederholen.

**SCHRITT 5** Zur Maximierung der Therapie sollten Sie, nachdem Sie die Antimykotika in die Nase gesprüht haben, Folgendes tun:

- Legen Sie sich 30 Sekunden lang auf die eine Seite.

- Legen Sie sich 30 Sekunden lang auf die andere Seite.
- Lassen Sie Ihren Kopf 30 Sekunden lang zwischen den Knien baumeln.

Ich kann nicht oft genug betonen, für wie wichtig ich diesen letzten zusätzlichen Schritt halte, denn er kann wirklich äußerst effektiv sein. Wenn Sie sich bei jeder Dosis diese wenigen Minuten zusätzlich Zeit nehmen, kann Ihnen das Monate der Behandlung ersparen.

### ÄTHERISCHE ÖLE
### **VORSICHT:** GEGENANZEIGEN

**Nasenbluten:** Bei der Verwendung von nasalen Antimykotika kommt es beim Naseschnauben ziemlich häufig zu Blutflecken auf dem Taschentuch. Sollten Sie allerdings Nasenbluten bekommen, das sich nicht leicht stoppen lässt, sollten Sie die Behandlung eine Woche lang pausieren und erst dann wieder beginnen.

**Überempfindlichkeit gegenüber Chemikalien:** Manche Schimmelpilzbetroffenen vertragen ätherische Öle nicht. Ätherische Öle enthalten Aldehyde, die ähnlich aufgebaut sind wie Schimmelgase. Das scheint genetisch bedingt zu sein. Wenn Sie bei ätherischen Ölen kein gutes Gefühl haben, lassen Sie sie weg. Es gibt viele andere Hilfsmittel, die Sie einsetzen können. Möglich wäre auch Propolis-Nasenspray. Achten Sie darauf, dass der Hersteller Tests auf Mykotoxinkontaminationen durchführt, da diese häufig vorkommen.

## 8 KOLLOIDALES SILBER

Um die anderen Typen zu erwischen, die abgesehen vom Schimmel in Ihren Nasennebenhöhlen hausen, können Sie kolloidales Silber verwenden. Dieses hat eine antimikrobielle Breitbandwirkung, was bedeutet, dass es gegen viele verschiedene Arten von Bakterien wirkt. Die langfristige Anwendung als Nasenspray ist unbedenklich.

Wenden Sie kolloidales Silber einmal täglich als Nasenspray in Kombination mit antimykotischen nasalen Therapien an. Im Abstand von mindestens einer Stunde zu anderen nasalen Therapien verwenden.

## KOLLOIDALES SILBER
### ANWENDUNG

**SCHRITT 1** Richten Sie die Nasensprayflasche von Ihrem Gesicht weg und pumpen Sie einmal, damit sich der Sprühkopf mit der Lösung füllt.

**SCHRITT 2** Führen Sie die Spitze so weit wie möglich in Ihr Nasenloch ein.

**SCHRITT 3** Legen Sie den Kopf in den Nacken und geben Sie zwei Pumpstöße in ein Nasenloch. Ziehen Sie, wenn nötig, die Nase leicht hoch, damit so viel des Sprays wie möglich in Ihren Nasennebenhöhlen verbleibt. Vermeiden Sie es, das Mittel zu schlucken. Es soll in den Nasennebenhöhlen bleiben.

**SCHRITT 4** Im anderen Nasenloch wiederholen.

**SCHRITT 5** Zur Maximierung der Therapie sollten Sie, nachdem Sie kolloidales Silber in die Nase gesprüht haben, Folgendes tun:

- Legen Sie sich 30 Sekunden lang auf die eine Seite.
- Legen Sie sich 30 Sekunden lang auf die andere Seite.
- Lassen Sie Ihren Kopf 30 Sekunden lang zwischen den Knien baumeln.

Ich kann nicht oft genug betonen, für wie wichtig ich diesen letzten, zusätzlichen Schritt halte, denn er kann wirklich äußerst effektiv sein. Wenn Sie sich bei jeder Dosis diese wenigen Minuten zusätzlich Zeit nehmen, kann Ihnen das Monate der Behandlung ersparen.

## KOLLOIDALES SILBER
### **VORSICHT:** GEGENANZEIGEN

**Ungleichgewicht der Darmflora:** Wird kolloidales Silber häufig geschluckt, kann es zu einem Ungleichgewicht der Darmflora kommen, indem die guten Kerle zusammen mit den bösen abgetötet werden. Das kann zu Blähungen, Verstopfung und/oder Durchfall führen. Versuchen Sie, das Nasenspray nicht zu schlucken. Täglich ein Probiotikum einzunehmen, kann das Gleichgewicht der Darmflora fördern, bis sich die Verdauung wieder normalisiert hat.

**Herx-/Abtötungsreaktion:** Anfangs kann kolloidales Silber zu einem Massensterben der schlechten Bakterien in den Nasennebenhöhlen führen. Patienten klagen über Schmerzen, Erschöpfung, Halsschmerzen und geschwollene Lymphknoten. Wenn das der Fall ist, sollten Sie kurzzeitig das kolloidale Silber absetzen, bis sich der Körper wieder erholt hat.

### 9 OZON

Ozon ist ein sehr wirkungsvolles und zuverlässiges Mittel gegen Pilze. Außerdem soll es Biofilme auflösen. Ozon ist schädlich, wenn man es in die Lunge bekommt, aber man kann es gezielt in die Nasennebenhöhlen einbringen, um diese von Schimmelpilzen und deren schlechten, mikrobiellen Freunden zu säubern. Richtig angewandt ist Ozon im Verhältnis zu seiner unglaublichen Wirkung wenig schädlich.

Die Behandlung mit Ozon muss von einem Arzt beaufsichtigt werden, darum gehe ich nicht weiter darauf ein, als dass ich erwähne, dass es diese Therapieform gibt und sie ein wunderbares Mittel gegen Pilzinfektionen ist.

Dr. Neil Nathan, ein auf dem Gebiet der Schimmelpilze spezialisierter Arzt, beschreibt in seinem Buch *Mold & Mycotoxins* die Anwendung von nasalem Ozon im Detail.

### 10 XYLIT

Xylit ist ein wahrer Biofilm-Vernichter, was bedeutet, dass es die Schleimschicht aufbricht, die den Schimmel und seine Kumpanen schützt. Vergessen Sie nicht, dass, wenn Sie einem Gebäude mit Feuchtigkeitsschaden ausgesetzt waren, die bösen Kerle, die in der krankmachenden Umgebung gediehen, in Ihre Nasennebenhöhlen eingezogen sind. Sie überleben in einem Biofilm, der tatsächlich ein Gemisch aus einem Schleimfilm und Mikroben von der schlimmen Sorte ist. Während Antimykotika gegen den bösen Schimmel und kolloidales Silber gegen die bösen Bakterien helfen, beseitigt Xylit den Schleim, in dem sie sich verstecken.

Führen Sie Xylit allerdings nicht zu schnell in Ihren Behandlungsplan ein. Warten Sie damit, bis Sie sich etwas besser fühlen, ehe Sie mit Xylit anfangen, damit Sie sicher sein können, dass Ihr Körper mit dem, was dann aufgedeckt wird, auch zurechtkommt.

Xylit ist ein sehr leckeres Mittel, um es in die Nase zu sprühen. Es beruhigt die Nasennebenhöhlen und schmeckt süß, wenn es geschluckt wird.

Ich empfehle einmal am Tag ein Xylit-Nasenspray zusammen mit antimykotischen nasalen Behandlungen zu verwenden. Im Abstand von mindestens einer Stunde zu anderen nasalen Therapien anwenden.

### XYLIT
ANWENDUNG

**SCHRITT 1** Richten Sie die Nasensprayflasche von Ihrem Gesicht weg und pumpen Sie einmal, damit sich der Sprühkopf mit der Lösung füllt.

**SCHRITT 2** Führen Sie die Spitze so weit wie möglich in Ihr Nasenloch ein.

**SCHRITT 3** Legen Sie den Kopf in den Nacken und geben Sie zwei Pumpstöße in ein Nasenloch. Ziehen Sie, wenn nötig, die Nase leicht hoch, damit so viel des Sprays wie möglich in Ihren Nasennebenhöhlen verbleibt. Vermeiden Sie es, das Mittel zu schlucken. Es soll in den Nasennebenhöhlen bleiben.

**SCHRITT 4** Im anderen Nasenloch wiederholen.

**SCHRITT 5** Zur Maximierung der Therapie sollten Sie, nachdem Sie Xylit in die Nase gesprüht haben, Folgendes tun:

- Legen Sie sich 30 Sekunden lang auf die eine Seite.

- Legen Sie sich 30 Sekunden lang auf die andere Seite.
- Lassen Sie Ihren Kopf 30 Sekunden lang zwischen den Knien baumeln.

Ich kann nicht oft genug betonen, für wie wichtig ich diesen letzten zusätzlichen Schritt halte, denn er kann wirklich äußerst effektiv sein. Wenn Sie sich bei jeder Dosis diese wenigen Minuten zusätzlich Zeit nehmen, kann Ihnen das Monate der Behandlung ersparen.

### XYLIT
### VORSICHT: GEGENANZEIGEN

**Herx-/Abtötungsreaktion:** Zu früh angewandt kann Xylit mehr Schimmel offenbaren, als der Körper verkraften kann, und Sie werden möglicherweise kränker. Biofilm-Vernichter sollten erst eingesetzt werden, wenn die Symptome bis auf ein erträgliches Maß gelindert wurden und nur so lange wie auch systemische, innerlich anzuwendende Antimykotika mit an Bord sind.

**Verschreibungspflichtige nasale Antimykotika:** Möglicherweise müssen verschreibungspflichtige nasale Antimykotika verwendet werden, wenn die anderen Methoden nicht funktionieren. Schauen Sie genau, was Ihre Tests auf Mykotoxine im Urin ergeben und besprechen Sie dies mit Ihrem Arzt.

**Wechselatmung:** Wenn Sie starke Nasennebenhöhlensymptome haben, sollten Sie die Wechselatmung lernen, eine Yogatechnik, die direkt nach der nasalen Behandlung besonders effektiv ist.

**Sprühnebel:** Manche meiner Patienten besprühen sich und ihre Umgebung mit ätherischen Ölen, um die Symptome zu reduzieren. Manchmal nebeln sie sich stündlich ein, um Nasennebenhöhlen- und Lungenkomplikationen zu verringern. Andere sprühen sich nur vor dem Zubettgehen ein, damit sie atmen können, wenn sie liegen. Probieren Sie aus, was für Sie am besten funktioniert.

Die Marke „Zum Mist" gehört zurzeit zu meinen Favoriten. [Anm. d. Red.: Es gibt auch Marken, die ebenfalls hochqualitative (Bio-)Produkte anbieten und in Deutschland, Österreich und der Schweiz besser erhältlich sind, beispielsweise Maienfelser Naturkosmetik]. Da gibt es hervorragende Mischungen, in denen viele der oben genannten ätherischen Öle enthalten sind, aber nicht als Nasenspray. Sprühen Sie sich diese nicht in die Nase.

## BRINGEN SIE DIE SACHE ZU ENDE

Die folgenden zusätzlichen Hilfsmittel töten den Schimmelpilz nicht wirklich ab, sind aber nötig, um vollständig vom Schimmel zu heilen. *Biofilm-Vernichter* zeigen versteckten Schimmel auf. *Herx-Helfer* unterstützen Sie dabei, dranzubleiben. Und der Abschnitt *Wiedereinführung* zeigt Ihnen, wie Sie wieder zu einem normalen Leben zurückkehren, wenn Sie sich besser fühlen.

## 11 BIOFILM-VERNICHTER

Biofilme sind ein Problem bei Schimmelpilzerkrankungen. Die bösen Schurken, die in Gebäuden mit Feuchtigkeitsschaden gedeihen, wandern in Ihren Körper und verwandeln Ihre natürliche Flora in eine Schleimschicht mit lauter üblen Kerlen. Bei Biofilmen denke ich immer an den Film „Mad Max" – jeder kämpft für sich allein, alle konkurrieren und es entsteht eine giftige Ödnis.

Ich habe bereits über Biofilme im Zusammenhang mit den Nasennebenhöhlen und dem Darm gesprochen. Aber wenn Sie eine Schimmelpilzerkrankung haben, können sich an vielen Stellen in Ihrem Körper Biofilme bilden. Die Nasennebenhöhlen und der Darm sind nur die Hauptzentren der bösen Biofilme, doch sie können überall auftreten: auf den Zähnen, in den Wurzelkanälen, an künstlichen Gelenken, auf Kontaktlinsen und so weiter. Wenn Sie eine Schimmelpilzerkrankung haben, können an jeder Stelle, auf der sich ein Biofilm befindet, Überlebende existieren.

Am besten wäre es, diese Verstecke zu dezimieren ... WENN Sie dazu bereit sind.

Ein häufiger Fehler, den Menschen mit Schimmelpilzerkrankung machen, ist, dass sie zu früh mit Biofilm-Vernichtern anfangen. Wird der Biofilm aufgebrochen, kommt es zu zwei Reaktionen. Zuerst zerstreuen sich die bösen Typen in alle Richtungen und suchen sich neue Verstecke, was zu einem Auflodern der Schimmelsymptome führen kann. Als nächstes führen die Schurken dann Krieg gegen jegliches Gewebe, das ein Versteck beherbergt. Warten Sie, bis Sie einiges in Ordnung gebracht haben, damit Sie gegen diese Reaktionen gewappnet sind.

## DAS RICHTIGE TIMING IST ALLES.

Aber woher wissen Sie, ob der richtige Zeitpunkt für einen Biofilm-Vernichter gekommen ist? Die Biofilm-Vernichter sollten dann ins Spiel kommen, wenn Sie ein Plateau erreicht haben oder wenn Sie die Behandlung nicht absetzen können, ohne dass Sie sich wieder schlechter fühlen. Ansonsten sollten Sie noch abwarten. Verwenden Sie keine Biofilm-Vernichter, wenn Sie noch nicht erfolgreich systemische Antimykotika und gezielte nasale Antimykotika einnehmen und sich dabei gut fühlen.

Die Biofilm-Vernichtung ist sozusagen eine Kunst für sich. Biofilmreste können verhindern, dass sich Schimmelpilzbetroffene besser fühlen, sogar wenn sie alles richtig gemacht haben. Das meiste über dieses Thema und viele andere Feinheiten der Schimmelbekämpfung habe ich von Dr. Paul Anderson gelernt. Falls Sie und Ihr Arzt feststellen, dass Sie ein Problem mit einem sturen Biofilm haben, kann sich Ihr Arzt bei Dr. Anderson auf dessen Internetseite unter ConsultDrAnderson.com schulen lassen [Anm. d. Verlags: Seite in engl. Sprache].

Die meisten Wirkstoffe, die Biofilme vernichten, beinhalten Enzyme. Enzyme verdauen Dinge. Sie verdauen buchstäblich den Schleim. Enzyme sind am wirkungsvollsten, wenn man sie in zeitlichem Abstand zu den

Mahlzeiten einnimmt. Ansonsten helfen sie nur dabei, das zu verdauen, was Sie gerade essen, aber nicht den Schleim.

### BIOFILM-VERNICHTER
ANWENDUNG

**Enzyme:** Viele Nahrungsmittel sind reich an Enzymen. Zum Beispiel frische, rohe Ananas und Papaya. Da ich keine Quellen aus Nahrungsmitteln gefunden habe, die stark genug wären, um es mit einem Biofilm aufzunehmen, ohne zu Wunden im Mund oder auf der Zunge zu führen, verwende ich hier lieber Nahrungsergänzungsmittel.

**Nahrungsergänzung:** Nehmen Sie ein- bis zweimal täglich eine Kapsel eines Multi-Enzym-Präparats mindestens eine Stunde versetzt zu den Mahlzeiten ein.

### BIOFILM-VERNICHTER
**VORSICHT:** GEGENANZEIGEN

**Herx-/Abtötungsreaktion:** Setzen Sie die Enzyme ab, falls Sie eine Herxheimer-Reaktion bekommen. Wenden Sie die Herx-Strategien bzw. Hilfsmittel an, die im nächsten Abschnitt beschrieben werden und probieren Sie es zu einem späteren Zeitpunkt erneut, nachdem Sie mehr Schimmel abgetötet haben.

**Reizung des Verdauungsapparats:** Bei manchen Personen können Enzyme die bereits gereizte Schleimhaut in den Verdauungsorganen zusätzlich reizen. Das führt zu Sodbrennen und manchmal zu Symptomen eines Magengeschwürs. Versuchen Sie in dem Fall, die Enzyme zu den Mahlzeiten einzunehmen. Führt das immer noch zu Reizungen, setzen Sie die Einnahme von Enzymen vollständig ab.

## 12 HERX-HELFER

In der folgenden Liste finden Sie Hilfsmittel für den Fall, dass Sie sich auf Ihrem Weg der Heilung schlechter fühlen sollten. Eine Herxheimer-

Reaktion tritt ein, wenn Sie mehr Schimmel abtöten als Ihr Körper auf einmal verkraften kann.

- **Anpassen der Behandlung:** Häufig müssen Menschen die Dosis reduzieren, die Behandlung pausieren oder zeitweilig aussetzen oder ihren Behandlungsplan anpassen, um eine Herx-/Abtötungsreaktion zu überstehen.
- **Bad mit Epsomsalzen:** Verwenden Sie für ein Bad zwei Tassen Epsomsalz und baden Sie 20-30 Minuten darin. Die tägliche Durchführung ist unbedenklich.
- **Zitronensaft:** Trinken Sie den Saft von zwei Zitronen in rund 230 ml Quellwasser. Bei Bedarf wiederholen.
- **Alka-Seltzer Gold:** Lösen Sie eine Tablette in rund 230 ml Quellwasser auf und trinken Sie die Mischung. Das können Sie abwechselnd zum Zitronenwasser trinken.
- **Schnelle Bieler-Brühe:** Siehe unten stehende Beschreibung.

### HERX-HELFER
ANWENDUNG

**Bieler-Brühe:** Essen Sie mindestens zwei Tage lang nichts anderes als diese Suppe. Essen Sie davon so viel Sie möchten. Fügen Sie dann zwei Tage lang eine Proteinquelle Ihrer Wahl hinzu. Wenn Sie eine Verbesserung bemerken, können Sie langsam zu Ihrer gewohnten Ernährung zurückkehren.

### REZEPT
BIELER-BRÜHE

**Zutaten** (verwenden Sie nur Bio-Zutaten)
1 Liter Quellwasser
3 mittelgroße Zucchini, grob gehackt
4 Stangen Sellerie, grob gehackt
1 Pfund grüne Bohnen, Enden abgeschnitten

1 Bund Petersilie, Stängel entfernt

ENDE DER ZUTATENLISTE VON DR. BIELER

**Optionale Zutaten bei Schimmelpilzerkrankungen:**
jeweils bis zu ¼ Tasse Brennnesseln, Rote Beete Blätter oder Löwenzahnblätter (ACHTUNG: Rohe Brennnesseln nicht ohne Handschuhe anfassen. Wenn sie gekocht sind, brennen sie nicht mehr.)
ein bis zwei Knoblauchzehen oder 20 Gramm gehackte Zwiebeln oder beides (optional)
50 ml Olivenöl oder 45 Gramm Butter (optional)

**In einem großen Topf** Sellerie, Zucchini, grüne Bohnen, Knoblauch und Zwiebeln 5-7 Minuten in Öl oder Butter dünsten.

**Wasser, Brennnesseln, Rote Beete Blätter und Löwenzahnblätter hinzugeben** und zum Kochen bringen.

**10 Minuten lang** kochen bzw. bis das Gemüse hellgrün und weich ist.

**Vom Herd nehmen** und **Petersilie hinzugeben**.

**Mit einem Pürierstab oder in einer Küchenmaschine** zu einer glatten Suppe pürieren.

**Würzen: nach Geschmack** mit Salz, Pfeffer oder anderen Gewürzen.

Wie Dr. Jillian Stansbury sagte: „Verwenden Sie Gewürze mit wilder Hemmungslosigkeit."

Eine andere Version dieses Rezepts finden Sie in „Nourishing Traditions" von Sally Fallon.

## 13 WIEDEREINFÜHRUNG

Falls Sie wegen dieser verfluchten Schimmelpilzgeschichte Ihre liebsten Nahrungsmittel, Getränke oder Hobbys aufgeben mussten, gibt es

Hoffnung. Das meiste, was auf der Vermeidungsliste steht, kann wieder zurück ins Leben geholt werden, wenn die Behandlung abgeschlossen ist.

Tipps zur **WIEDEREINFÜHRUNG** ...

- Führen Sie jeweils eine Sache nach der anderen wieder ein.
- Warten Sie vier Tage, um zu sehen, wie Sie sich fühlen.
- Sollten Sie IRGENDEINE negative Auswirkung verspüren, streichen Sie diese zu vermeidende Sache erneut aus Ihrem Leben.
- Im Falle einer negativen Reaktion müssen Sie möglicherweise für kurze Zeit wieder zu Schimmelbekämpfungsmitteln greifen, um den Schimmel erneut zu besiegen.

Vergessen Sie nicht: Schimmel ist ein hartnäckiger Opportunist. Viele meiner Patienten, die dachten, sie wären bereits aus dem Gröbsten raus, erlitten aufgrund der Umstände oder über die Feiertage einen Rückschlag. Nur ein paar Tage, an denen man zu viele Süßigkeiten isst, führen zu einer Pilzüberbesiedelung und einer Rückkehr der Schimmelpilzsymptome. Kehren Sie dann wieder zu dem Behandlungsplan zurück, durch den Sie sich besser gefühlt haben. Halten Sie sich an diesen, bis Sie wieder das Gefühl haben, Sie selbst zu sein, und setzen Sie dann langsam alles wieder ab. Wenn Sie auf Ihren Körper hören und flexibel agieren, dauert das meist nur ein paar Wochen.

## IHNEN REICHT'S? DEM SCHIMMEL NOCH LANGE NICHT!

Der Kampf gegen Schimmel kann sich wie ein Kampf gegen Zombies anfühlen. In dem Moment, in dem Sie glauben, Sie hätten ihn komplett getötet, steht er wieder auf. Sie bekämpfen ihn täglich mit antimykotischem Tee, geben noch stärkere systemische Antimykotika hinterher und sprühen sich ätherische Öle in die Nase. Und einen Tag, nachdem Sie mit einem dieser Behandlungsschritte aufhören, kehrt eines Ihrer Symptome zurück und Sie denken: „Willst du mich etwa verkohlen?"

Nein. Kein Scherz.

Führen Sie Ihre Behandlungen länger durch, als Sie glauben sie zu benötigen. Schimmel kommt wie ein Zombie zurück. Nur weil Ihre Symptome erträglich sind und Sie eine gute Punktzahl bei „Cristas Schimmelpilz-Fragebogen" erzielen, sind Sie noch lange nicht frei von Schimmelpilzen. Es tut mir leid, aber so ist das nun mal. Führen Sie die Behandlungen so lange durch, bis ALLE Schimmelpilzsymptome verschwunden sind – und dann noch einen weiteren Monat. Ich möchte nicht, dass Sie dieses Buch noch einmal lesen müssen. Einmal war bereits genug.

Ich weiß aus eigener Erfahrung, dass sich Ihr Zustand bessern kann. Arbeiten Sie den Behandlungsplan Schritt für Schritt ab. Machen Sie immer weiter.

Moos kann nicht auf einem rollenden Stein wachsen ...
**... ODER IN EINEM GESUNDEN GEBÄUDE.**

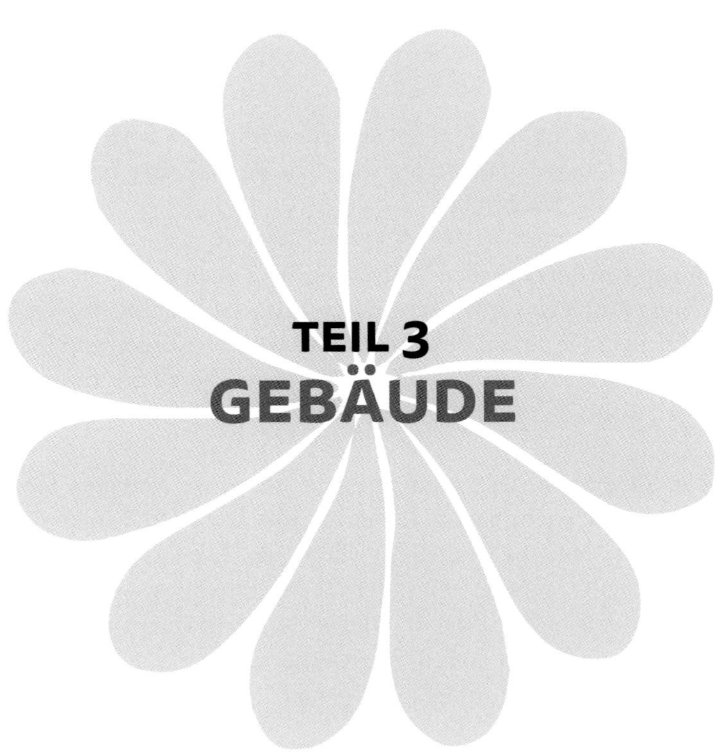

# TEIL 3
# GEBÄUDE

# Schimmel in Innenräumen ist schlecht

Punkt.

So etwas wie „sicher“ oder „nicht von der schlimmen Sorte“ gibt es bei Schimmel in Gebäuden nicht. Jeglicher Pilz im Inneren eines Gebäudes ist eine schlechte Nachricht.

Sie können von der aktuellen Umgebung, aber auch von einer früheren Umgebung krank geworden sein. Diese Tatsache überrascht viele Menschen. Denken Sie daran, Schimmel besetzt Ihren Körper und Ihr Hab und Gut. Darum können Sie ein altes Problem überall mit hinnehmen, ganz egal, wohin Sie gehen.

Schauen Sie sich die Umgebungen ganz genau an, in denen Sie eine längere Zeit verbracht haben. Gehen Sie die Orte Ihrer Vergangenheit durch, damit Sie keine Umgebung vergessen. Alle Orte, an denen Sie gelebt, gearbeitet, gebetet, Sport getrieben, Freiwilligenarbeit geleistet und Urlaube verbracht haben. Überlegen Sie, ob es Zeiten gab, in denen Sie sensibler, anfälliger waren, beispielsweise durch stärkeren Stress oder Schlafmangel. Schimmel nutzt genau diese Momente aus.

FALLBEISPIEL | **TEPPICHPILZE**

Als ich auf dem College war, rief mich eine Freundin an und sprach eine sehr merkwürdige Einladung aus. Sie fragte, ob ich ihre Teppichpilze sehen wollte. Natürlich sagte ich ja. So etwas wollte ich schließlich nicht verpassen. Sie waren genauso lustig, wie sie sich anhörten. Es gab buchstäblich drei Sorten von Pilzen, die in ihrem Teppich sprossen. Hätte es damals schon Smartphones gegeben, hätte ich ein Foto gemacht, es gepostet und „LOL" darunter geschrieben.

Meine Freundin hatte das kleine Häuschen im Winter angemietet. Es war eine bezaubernde umgebaute Scheune. Als es allerdings im Frühling taute, zeigte sich, dass es bei den Umbauarbeiten wohl einige Probleme gab. Wir hatten damals keine Ahnung, wie gefährlich Schimmel ist. Stattdessen lachten wir darüber und es wurde zu einer lustigen Geschichte, die wir auf Partys erzählten.

In den Wochen nach der Teppichpilz-Episode bekam meine Freundin gesundheitliche Probleme. Es fing mit Akne und Erschöpfung an, dann folgten Übelkeit und Appetitlosigkeit bis hin zum Syndrom des zyklischen Erbrechens. Im Laufe der nächsten drei Monate bekam sie eine Nierenerkrankung.

Sie war zu krank, um ins College oder zur Arbeit zu gehen. Sie hatte keine Familie in der Nähe, weshalb sie seit einem Vorfall zyklischen Erbrechens, der gar nicht mehr zu enden schien, bei mir wohnte. Ich machte mir große Sorgen um sie. Ihre Ärzte ebenfalls. Es schien keine Erklärung dafür zu geben, warum diese zuvor putzmuntere und gesunde Zwanzigjährige so schnell körperlich abbaute.

Nachdem sie ihr Häuschen ein paar Wochen lang nicht mehr betreten hatte, fühlte sie sich etwas besser. Bei einem Behandlungstermin befragte sie ihr aufmerksamer Chiropraktiker über das Umfeld, in dem sie lebte. Als wir Witze über die Teppichpilze machten, riss er erschrocken die Augen auf. Er erklärte uns, dass ihr Häuschen das Problem sei, dass es sie buchstäblich tötete.

Nachdem er diesen Zusammenhang hergestellt hatte, kamen wir uns ziemlich dumm vor. Warum war keine von uns zu dieser Schlussfolgerung gekommen? Natürlich war es ein Problem, dass Pilze durch den Teppich wuchsen, aber viel mehr als ein Gebäudeproblem war es ein gesundheitliches Problem. Ich glaube, wir waren beide zu sehr mit der jüngsten Gesundheitskrise beschäftigt, um einen Schritt zurückzutreten und das Problem ganzheitlich betrachten zu können.

## 3.1 Gebäudediagnose

Überlassen Sie das Testen den Experten. Sollte es in Ihrem Heim zu einem Wassereintritt gekommen sein, sollte ein zertifizierter Schimmelexperte einen Test durchführen. Gut ausgebildete Sachverständige für Schimmelbefall sind sozusagen die Ärzte für Gebäude. Sie können eine Diagnose der Gebäudeprobleme erstellen, denn sie wissen, wo sie testen müssen, welche Art des Tests sie durchführen und welches Material sie testen sollen. Meine Lieblingsexpertin, Martine Davis, ist zertifizierte Gebäudebiologin und sie ist brillant.

Schauen Sie sich die Qualifikationen der Sachverständigen an, denn diese sagen viel aus. Viele nicht ausgebildete Menschen nutzen die Situation von Hausbesitzern in Not aus. Nehmen Sie sich die Zeit, es richtig zu machen. Suchen Sie nach einem Experten, der qualifiziert ist und von der Verbraucherzentrale empfohlen wird.

**SCHIMMELEXPERTEN**
WICHTIGE ANLAUFSTELLEN

- Die Verbraucherzentrale gibt Auskunft über die entsprechenden Anlaufstellen in Deutschland: https://www.verbraucherzentrale.de/wissen/umwelt-haushalt/wohnen/schimmel-in-der-wohnung-6794
- Das Umweltbundesamt informiert ebenfalls auf seiner Webseite: https://www.umweltbundesamt.de/themen/gesundheit/umweltein fluesse-auf-den-menschen/schimmel#was-sind-schimmelpilze

So finden Sie Experten, die wirklich Ahnung von ihrem Metier haben. Sie testen Ihr Haus auf Schimmelsporen, Sporenfragmente und Hinweise auf Mykotoxine. Wenn Sie ohne deren Hilfe Tests durchführen, ist die

Wahrscheinlichkeit groß, dass Sie den Schimmel nicht finden, selbst wenn welcher vorhanden ist.

### LASSEN SIE DIE SANIERER SANIEREN UND DIE TESTER TESTEN

Das Sanierungsunternehmen sollte keinesfalls den unabhängigen, zertifizierten Sachverständigen für Schimmelbefall ersetzen. Das ist ein ziemlicher Interessenskonflikt. Wenn ein Schimmelproblem der Sanierung bedarf, sollten Sie nach der Sanierung unbedingt einen Test durchführen lassen, um sicherzugehen, dass der Schimmel tatsächlich verschwunden ist. Der einzige Test, auf den Sie sich nach der Sanierung verlassen sollten, ist der eines unabhängigen, zertifizierten Schimmelexperten. Sanierungsunternehmen führen nach ihrer Arbeit natürlich auch Tests durch, aber dabei geht es um ihre eigene Qualitätskontrolle. Sie hingegen brauchen das Urteil eines Unabhängigen.

Schätzungsweise eine von drei Sanierungen musste entweder erneut durchgeführt werden oder die Familien mussten das Sanierungsunternehmen erneut rufen, um noch mehr Materialien abzutragen. Meist erfährt man das auf die harte Tour, indem man kränker wird. Das sind einiges an Kosten, Mühen, Chaos und verlorener Gesundheit, die nicht nötig gewesen wären. Der zertifizierte Sachverständige kann mit Ihnen und Ihrem Sanierungsunternehmen zusammenarbeiten, damit die Sanierung bereits beim ersten Mal gründlich verläuft. Im Abschnitt *Sanierung* habe ich ein paar einfache Tipps dafür aufgeführt.

Ich habe allerdings noch kein Sanierungsunternehmen gefunden, das sich der Mykotoxine annimmt. Wenn jemand nach einer gründlichen Sanierung noch immer krank ist, liegt es wahrscheinlich daran, dass die Mykotoxine nicht beseitigt wurden. Ich habe meine Patienten bei der Sanierung von Mykotoxinen angeleitet und die Methoden überprüft, indem ich hinterher die Materialien getestet habe. Doch keine der Methoden wurde wissenschaftlich überprüft, sodass nicht geklärt ist, ob die Ergebnisse wiederholbar sind. Halten Sie die Augen nach neuen Entwicklungen in diesem Bereich auf.

## DER MYTHOS DER SCHIMMELTESTS FÜR ZU HAUSE

Ich rate dringend von Schimmeltests für zu Hause ab. Tests aus dem Baumarkt fallen gnadenlos durch, weil 90 % der giftigen Innenraum-Schimmelpilze nicht auf dem Nährmedium wachsen. Sie erwischen also nur 10 % der Innenraum-Schimmelpilze. Kein wirklich guter Test.

Sollten Sie allerdings bereits einen solchen Test angewandt haben und er ergab eine Schimmelpilzbelastung, können Sie dem Resultat vertrauen. Der betroffene Bereich in Ihrem Zuhause ist anscheinend genug Innenraumluft ausgesetzt, sodass der Schimmel nachgewiesen werden konnte. Das ist nicht wirklich eine gute Nachricht für die Gesundheit der Bewohner, aber gut, dass er entdeckt wurde.

Weist ein DIY-Test keinerlei Schimmel auf, dann sollten Sie ihn ignorieren. Das einzige, was Sie von einem solchen Test haben, ist ein falsches Gefühl der Sicherheit. Die Menschen suchen dann nach anderen Ursachen, weil Sie denken, Schimmel wäre ausgeschlossen, während sich der Schimmel fröhlich weiter in ihren Wohnungen ausbreitet. Unabhängige, zertifizierte Schimmelexperten sind ihr Geld wert. Zu oft habe ich gesehen, wie Familien bei dieser Entscheidung knausrig waren, dann aber weitaus mehr Geld ausgaben, weil sie mysteriösen Krankheiten auf die Spur kommen wollten.

Das andere Problem beim Auffinden der giftigsten Schimmelpilze ist, dass diese klebrig und zähflüssig sind. Sie schweben nicht einfach in der Gegend herum. Meist sind sie hinter Baumaterialien versteckt, was bedeutet, dass die Sporen nicht aufgewirbelt werden, um mit Luftproben erfasst werden zu können. Schimmelsachverständige müssen oft lange suchen, um sie zu finden.

Aber passen Sie auf, ehe Sie den schimmeligen Bereich stören.

## REIZEN SIE DEN BÄREN NICHT

Stören Sie einen verdächtigen Bereich nicht, ohne vorher Sicherheitsmaßnahmen ergriffen zu haben. Beschließen Sie nicht einfach: „Oh, das sieht schlimm aus, das ist eindeutig Schimmel, aber egal, wir beseitigen ihn einfach.“ Wenn Sie das tun, gelangen dadurch Sporenfragmente und Mykotoxine in die Luft und in Ihre Lunge.

Sporenfragmente können sich tief im Lungengewebe einnisten und dort zu langfristigen Atemproblemen führen. Alle Mykotoxine sickern durch die Lunge und Ihr Körper muss sie dann entgiften. Außerdem werden Mykotoxine leicht über die Haut aufgenommen. Sie können sich also selbst sehr krank machen.

Bitten Sie Ihren zertifizierten Schimmelsachverständigen um Empfehlungen zu guten Sanierungsunternehmen. Sie wissen, wer gute Arbeit leistet. Normalerweise beauftragen Sie Ihren Schimmelsachverständigen damit, das Sanierungsprojekt zu überwachen. Wenn alle Parteien zusammenarbeiten, funktioniert das meist sehr gut und Sie können in ein gesundes Zuhause zurückkehren.

> Wen rufen Sie an?
> **Die Schimmeljäger!**
> Wie finden Sie sie? Durch
> **Schimmelsachverständige!**

**MYKOTOXIN-STAUBTEST**

Manchmal hat man keinen zertifizierten Schimmelsachverständigen in der Nähe. Keine Sorge, viele bieten auch telefonische oder Online-Beratung an. Ein Test, bei dem man Sie häufig um Ihre Hilfe bittet, ist der Mykotoxin-Staubtest, denn er kann von Ihnen selbst bei sich zu Hause durchgeführt werden. Der Schimmelexperte kann Ihnen ein Testkit zusenden.

Der Mykotoxin-Staubtest ist eine praktische Methode, um zu prüfen, ob ein Gebäude ein Schimmelproblem hat oder hatte. Er verrät Ihnen allerdings nur, ob es im Gebäude Mykotoxine gibt, aber nicht, wo das Problem liegt, wie lange es bereits besteht oder ob es überhaupt ein aktuelles Problem ist. Da kommen dann die Experten ins Spiel.

Das erwähne ich, damit Sie darauf achten, die bestmögliche Probe zu sammeln. Die richtige Technik ist dabei entscheidend. Nehmen Sie

Staubproben von verschiedenen Orten im Haus und von Stellen, wo sich seit Monaten der Staub ansammeln konnte.

**SAMMELN SIE STAUB** von der Oberfläche von ...

- Bilderrahmen
- hohen Regalen
- Büchern
- Küchenschränken
- Bordüren von Schränken

Testen Sie nicht in unmittelbarer Nähe von Fenstern oder Außentüren, denn diese könnten mit Schimmel von draußen belastet sein, der über die Luft ins Innere gelangt ist. Diese Bereiche zeigen nicht, wie gesund die Innenräume sind.

## 3.2 Sanierung

### VORSICHT IST DIE MUTTER DER PORZELLANKISTE

Damit Sie sich bei den Sanierungsmaßnahmen nicht schaden, müssen Sie ein paar Vorsichtsmaßnahmen treffen. Welche sind das? Die wichtigste Vorsichtsmaßnahme ist die VERMEIDUNG. Bleiben Sie Gebäuden, Fahrzeugen, Wohnmobilen etc. fern, die einen Wasserschaden hatten, der nicht korrekt behoben wurde. Egal wie viele Luftfilter oder Ventilatoren Sie aufstellen oder wie viele Fenster Sie öffnen, nichts kann es mit der Fähigkeit des Schimmels, tonnenweise Giftstoffe zu produzieren, aufnehmen.

Ein nicht einmal sieben Quadratzentimeter großer Bereich an giftigem Schimmel enthält eine Million Sporen. Jeden Tag bilden all diese Sporen genug Gase und Giftstoffe, dass man damit mehrere Ballons füllen könnte. Wenn Sie auf die Sanierung verzichten und stattdessen die Luft filtern möchten, wird es nicht funktionieren. Sie sind zahlenmäßig weit unterlegen und werden letztendlich krank.

### EINDÄMMUNG

Eindämmung ist eine weitere wichtige Vorsichtsmaßnahme. Damit meine ich, dass der kranke Bereich mit Plastik abgeschottet wird. Wird Schimmel gestört, reagiert er mit einer giftigen Überlebensreaktion. Er versprüht mehr Mykotoxine als gewöhnlich und schießt seine Babysporen weit in die Luft, damit die Spezies überlebt. Wenn Schimmel stirbt, werden auch andere Chemikalien in die Umgebung abgegeben.

Zur Eindämmung gehört die Verwendung von Unterdruck. Die Luft wird aus dem abgeriegelten Bereich nach draußen gesaugt, so dass alles, was in dem Bereich „hochgeht", nach draußen und nicht in die Wohnung gelangt. Das ist der Hauptgrund, warum man die Sanierung den Experten anvertrauen sollte. Sie haben die richtige Ausrüstung und die entsprechende Ausbildung.

Manchmal ist Eindämmung auch schon nötig, wenn ein Bereich getestet wird, nämlich wenn durch die Probenentnahme die Baumaterialien beschädigt bzw. gestört werden. Bei uns zu Hause gelangten durch das Bohrloch in der Decke genug Schimmelgifte in die Luft, um uns krank zu machen. Dazu muss man allerdings sagen, dass ich ein Schimmel-Kanarienvogel bin. Aber wenn ein winziges Bohrloch genug Giftstoffe freisetzen kann, um einen Schimmel-Kanarienvogel krank zu machen, was muss dann passieren, dass ein Nicht-Kanarienvogel krank wird? Den Teppich herausreißen? Ein paar Trockenbauwände niederreißen? Muss man erst krank werden, um das herauszufinden? Dichten Sie Testbereiche mit Plastikfolie ab. Dämmen Sie den Schimmel ein, ehe das Problem überhandnimmt.

## SCHUTZAUSRÜSTUNG

Wenn Sie ein Haus oder eine Umgebung mit Wasserschaden betreten müssen, um den Schaden an Ihrem Eigentum beurteilen zu können, sollten Sie eine entsprechende Schutzausrüstung tragen. Ich habe einige telefonische Beratungsgespräche mit Ärzten geführt, deren Patienten krank wurden, weil sie nach einem Hurrikan oder einer Überflutung ihre Wohnungen mit Wasserschaden betreten hatten. Am stärksten wurden die Personen krank, die ihre Wohnungen ohne Schutzausrüstung selbst saniert hatten. Das Problem ist, dass ihnen die Gefahren durch Schimmel nicht bewusst waren. Sie betraten ihre Wohnungen ohne persönliche Schutzausrüstung, trugen nicht einmal Handschuhe und vergifteten sich selbst.

Eine richtige Schutzausrüstung ist wichtig, um zu verhindern, dass Sporen inhaliert werden, aber vergessen Sie auch die Gase nicht. Aktive und sterbende Schimmelpilze geben Mykotoxine ab, aber auch Gase wie Aldehyde und Alkohole.

Diese Gase sind winzig klein. Sie können alle Filtermasken und die Kleidung durchdringen. Und für gewöhnlich sind sie geruchlos. Darum rate ich von DIY-Sanierung ab.

### TROTTEL BLEIBEN GESUND

Machen Sie sich keine Sorge, dass Sie wie ein totaler Trottel aussehen, wenn Sie in Ihrer Schimmel-Schutzausrüstung auftauchen. Professionelle Schimmelsanierer tragen diese ebenfalls. So bleiben sie gesund, obwohl sie den ganzen Tag lang mit supergiftigem Schimmel arbeiten. Sie wissen Bescheid.

Alles muss von Kopf bis Fuß bedeckt sein mit so wenig freien Stellen wie möglich. Hier ist eine Liste von dem, was Sie alles am Körper tragen müssen, ehe Sie sich in eine potenziell krankmachende Umgebung wagen.

**LISTE DER DINGE**, die Sie brauchen ...

- **Einweg-Tyvek-Anzug mit Kapuze** (nach jeder Schimmelbelastung entsorgen)
- **Sicherheitsbrille** (nach der Benutzung mit Bleiche säubern)
- **Silikon-Atemschutzmaske mit Einwegfiltern**
- **P100 Atemschutzfilter** (nach jeder Schimmelbelastung entsorgen)
- **Doppelhandschuhe** (nach jeder Schimmelbelastung entsorgen)
- **Schuhüberzieher** (nach jeder Schimmelbelastung entsorgen)

Wenn Sie aus dem krankmachenden Bereich herauskommen, ziehen Sie Handschuhe, Anzug und Überzieher aus und werfen Sie diese weg. Wechseln Sie die Filter der Maske. Säubern Sie die Maske und Sicherheitsbrille mit Bleiche oder ätherischen Ölen.

Springen Sie nicht sofort in Ihr Auto und infizieren Sie es so mit dem gleichen Problem. Gehen Sie in Ihrem sicheren Zuhause angelangt sofort unter die Dusche, damit die Mykotoxine von Ihrer Haut gewaschen statt absorbiert werden.

## WER BLEIBT DRAUSSEN

Wie bereits ganz zu Anfang erklärt, sind Mykotoxine für alle Lebewesen schädlich: Menschen, Tiere und Pflanzen. Manche werden schneller und stärker beeinträchtigt als andere. Es ist lediglich eine Frage von „wie viel" und „wie lange" sowie der genetischen Sensibilität. Manche Menschen haben große Probleme, die Giftstoffe wieder loszuwerden, während andere sie effektiv verstoffwechseln können.

Zurzeit gibt es keine Filter für Atemschutzmasken, die bis auf Mykotoxingröße filtern. Es gibt Raumluftfilter, die das können, aber keine entsprechenden Filter für Atemschutzmasken. Hätte man so einen Filter in einer Maske, wäre er so groß, dass man damit nicht atmen könnte. Bis also die Technik dem Schimmel gewachsen ist, sollten die folgenden Personen niemals ein Gebäude mit Feuchtigkeitsschaden betreten – nicht einmal eine Sekunde lang, nicht einmal, um sich den Schaden anzuschauen, nicht einmal, um sich dort mit der Versicherungsgesellschaft zu treffen und nicht einmal mit einer Maske. Einfach draußen bleiben.

Personen, die **DRAUSSEN BLEIBEN** müssen:

- Schwangere
- Stillende
- kleine Kinder
- Menschen mit Atemwegserkrankungen
- Menschen mit Lebererkrankungen
- Menschen mit Nierenerkrankungen
- Menschen mit Abwehrschwäche
- Krebskranke
- Menschen, die genetisch sensibel gegenüber Schimmel sind (Kanarienvögel)

## SCHÜTZENDE PFLANZEN – SOFORT!

Die Sanierer, die in meinem Haus arbeiteten, würden sagen, ich bin eine fanatische Mariendistel-Verfechterin. Weil ich weiß, wie schädlich Schimmel ist, wollte ich sichergehen, dass sie ihren Körper vor den Mykotoxinen schützten, die durch die Filtermasken drangen. Laut wissenschaftlichen Berichten ist eine Mindestdosis von 750 mg Mariendistel täglich nötig, um von deren schützenden Eigenschaften zu profitieren. Ich finde, alle Sanierer sollten täglich Mariendistel einnehmen. Allerdings sollte man bei gleichzeitiger Einnahme von Medikamenten, die vom Cytochrom-p450-System verstoffwechselt werden, einen auf dem Gebiet der Schimmelpilze erfahrenen Arzt zwecks einer Anpassung der Dosierung befragen.

### SANIERUNGSTIPPS VON DR. J

Ich bin durch und durch Wissenschaftlerin, aber ich behandele Körper, keine Gebäude. Für letztere wende ich mich an meine Freundin, Schimmelexpertin und zertifizierte Gebäudebiologin Martine Davis. Martine hat mir viel über schimmelige Gebäude beigebracht. Die Kombination aus diesem Wissen und meiner außergewöhnlichen Schimmelsensibilität macht mich zur perfekten Anti-Schimmel-Verfechterin – und zu einer wahren Plage in den Augen eines jeden Sanierungsteams, das jemals mit mir zusammengearbeitet hat, da bin ich mir sicher.

Als ich Patienten auf ihrem Weg der Besserung begleitete, machte ich auch Hausbesuche und konnte daher dabei sein, wenn Materialien, auf die sowohl meine Patienten als auch ich reagierten, wissenschaftlichen Tests unterzogen wurden. Ich lernte alles über die Tests und schaute mir die Sanierungstechniken an. Im Laufe der Jahre entwickelte ich ein paar Faustregeln für die Sanierung, um meine Patienten zu schützen und die Zahl der „Zweitversuche" zu reduzieren.

Faustregeln der **SANIERUNG** ...

1. nicht „Lossprühen und Beten"
2. kein „Abdecken und das war's"
3. im Zweifelsfall: raus damit!
4. mehr herausnehmen, als man für nötig hält

### 1. NICHT „LOSSPRÜHEN UND BETEN"

Die Sprays, die die meisten Sanierer verwenden, sind Fleckenentferner. Sie enthalten meist nicht genug antimykotische Chemikalien, um auch nur die Menge der Feuchtigkeit wieder wettzumachen, die sie einem Gebäude hinzufügen, das sowieso schon einen Feuchtigkeitsschaden hat.

Diese Sprays gießen den Schimmel sogar noch und können andere Spezies dazu einladen, sich auch noch in der Mischung breitzumachen. Das weiß ich, weil ich es getestet habe. Lesen Sie dazu den folgenden Bericht oder besuchen Sie meine Videoblog-Seite unter DrCrista.com.

### FALLBEISPIEL | **NICHT „LOSSPRÜHEN UND BETEN"**

Während der Sanierung meines Zuhauses hatte ich die perfekte Gelegenheit, meine eigenen kleinen kontrollierten Studien durchzuführen. Ich konnte die gleichen Materialien aus dem gleichen Haus testen, die für den gleichen Zeitraum dem gleichen Wasserschaden und Schimmel ausgesetzt waren. Der einzige Unterschied war, ob das Material saniert worden war oder nicht. Statt diese Studien in einem sterilen Labor durchzuführen, bekam ich letztlich zu sehen, was nach der Sanierung in einem Haus geschieht, das einst einen Biofilm beherbergte.

Der Spruch „nicht Lossprühen und Beten" entstand wie folgt. Ein Bereich meines Kellers war schimmelig und musste saniert werden. Alle Baumaterialien aus dem Bereich waren entfernt worden – vom Fußboden bis zur Decke, einschließlich der Trockenbauwände, der Isolierung und den unteren zehn Zentimetern von irgendwelchen Pfosten. Die Grundschwelle über dem Fundament (die Bretter, die horizontal zum Kellerboden verlaufen und auf die die Pfosten genagelt werden) war stehen geblieben.

Die Grundschwelle war gemäß den aktuellen Qualitätsstandards für Sanierungen saniert worden. Dazu gehörten Schrubben mit einer Drahtbürste, HEPA-Trockensaugen und die Behandlung mit einem handelsüblichen Schimmelspray. Weil ich ein Sanierungsunternehmen beauftragt hatte, das mir von meinem zertifizierten Schimmelsachverständigen empfohlen worden war, wusste ich, dass ich eine erstklassige Sanierung bekommen würde.

Dennoch machte ich mir über die Grundschwelle Gedanken. Wenn der untere Teil der Pfosten, die an die Grundschwelle genagelt waren, entfernt werden musste, wäre die Grundschwelle dann nicht genauso schlimm dran? Und wie sicher konnten wir uns sein, dass das Schimmelspray seine Aufgabe erfüllt hatte?

Von oben sah die Grundschwelle gut aus. Nur die Hälfte dieser Holzschicht war freigelegt und behandelt worden, weil die andere Hälfte unter der normalen, nicht vom Schimmel betroffenen Wand lag. Um auf der sicheren Seite zu sein, bat ich darum, dass der Raum unter der freigelegten Grundschwelle getestet wurde.

Der Test kam mit dem Ergebnis zurück, dass die Grundschwelle Stachybotrys chartarum (toxischen schwarzen Schimmel) zwischen der Unterseite der Grundschwelle und dem Betonboden aufwies. Sie musste nun also ebenfalls entfernt werden, um den Bereich komplett sanieren zu können, was möglich war, da sie nicht zur tragenden Struktur des Gebäudes gehörte.

Die Sanierer waren so ausgebucht, dass sie mir erst drei Wochen später einen weiteren Termin geben konnten. Als sie zurückkamen, entfernten sie die gesamte Grundschwelle, einschließlich der angrenzenden Wand. Jetzt konnten wir auf der gesamten Grundschwelle Tests durchführen. Sie machten Fotos und nahmen Proben des „sauberen", nicht sanierten Bereichs der Grundschwelle, des sanierten Bereichs und der Schnittstelle zwischen diesen beiden.

Die Ergebnisse waren verblüffend. Durch die Sanierung war die Menge der Sporen überall reduziert worden, aber es gab immer noch Überlebende. Und jetzt kommt das Erschreckende. Die behandelte Seite der Grundschwelle, der Bereich, der mit dem Schimmelspray behandelt worden war, wies nicht nur den gleichen Schimmel auf wie die unbehandelte Seite, sondern auch noch zwei weitere Spezies, die drei Wochen zuvor nicht dagewesen waren. Das waren mehr toxische Mikroben, als je zuvor dagewesen waren.

Es schien so, als hätte das Schimmelspray den Biofilm gewässert und neue böse Charaktere dazu eingeladen, sich dort häuslich niederzulassen. Die Analogie, die mir einfiel, war das, was in schwierigen, aufrührerischen Gesellschaften passiert: Wenn genug Schmalspurganoven aus dem Weg geräumt sind, übernimmt das organisierte Verbrechen.

Dadurch kam ich zu dem Schluss, dass jegliches krankmachende Material aus dem Gebäude eliminiert werden sollte, sofern es überhaupt entfernt werden kann und nicht zwingend für die Stabilität des Gebäudes notwendig ist.

Okay, wenn also Schimmelsprays für noch mehr schlimme Schurken sorgen, was kann man dann machen, wenn man die Materialien nicht entfernen kann? Was ist, wenn der krankmachende Bereich für die Gebäudestatik wichtig ist? Ich wünschte, ich hätte eine wissenschaftlich fundierte Antwort darauf. Der Großteil der Studien zu im Handel erhältlichen Sprays erfolgt nicht in einem krankmachenden Gebäude. Ich halte das für ein Manko, aber eines, gegen das man kaum etwas tun kann. In jedem krankmachenden Gebäude wächst eine einzigartige Sorte von Biofilm mit einem einzigartigen Mix aus Mikroben und mikrobiellen Giftstoffen. Darum müssten Produkte in rund 100 verschiedenen, krankmachenden Gebäuden getestet und die Tests dann unter exakt den gleichen Umständen wiederholt werden. Das ist nicht machbar. Wir verfügen einfach nicht über die Menge und Genauigkeit wissenschaftlicher Studien, um eine saubere Lösung dafür zu bieten.

In unserem Haus gab es ein paar Bauteile, die nicht entfernt werden konnten. Folglich mussten wir kreativ werden, ohne die Bausubstanz anzugreifen, weshalb ich mich mit einem Bauunternehmen beriet. Die Optionen waren, eine ultradünne Schicht des Bauteils per Hand abzuhobeln oder abzuschleifen, um die Kolonien auf der Oberfläche zu entfernen. Angeblich lebte dort die größte Population, weil sie so Zugang zu Feuchtigkeit und Sauerstoff hatte. Ich hatte Bedenken eine Schleifmaschine zu benutzen, weil das dazu führt, dass unheimlich viele Partikel und Mykotoxine freigesetzt werden würden. Sie wissen ja, dass diese so klein sind, dass sie durch eine Filtermaske dringen können. Darum entschlossen wir uns für eine Kombination aus beidem.

Nachdem die oberste Schicht entfernt worden war, schrubbten die Sanierer die Grundschwelle mehrfach mit der Drahtbürste und saugten sie mit einem HEPA-Sauger ab. Dann durfte ich die Bauteile mit ätherischen Ölen und Peroxid behandeln. Nachdem sich die Grundschwelle durch Tests als sauber erwiesen hatte, wurde sie im letzten Schritt versiegelt. Natürlich fand das alles unter Abschottung und in adäquater Schutzausrüstung statt.

Ich war überglücklich über die Ergebnisse. Ich reagierte überhaupt nicht mehr auf diese Orte. Ich war zuversichtlich, dass der Neubau jetzt beginnen konnte.

## 2. KEIN „ABDECKEN UND DAS WAR'S"

Schimmel einfach zu übermalen, ohne vorher den Bereich behandelt zu haben, ist keine wirksame Sanierung. Mykotoxine und andere toxische Schimmelgase können durch den versiegelnden Anstrich sickern. Zwar sieht der Bereich dann schöner aus, aber das Problem ist nicht behoben.

## 3. IM ZWEIFELSFALL: RAUS DAMIT!

Nachdem ich viele Patienten während ihrer Sanierung begleitet hatte, habe ich diese Faustregel gelernt. Ließen die Gebäudeeigentümer das Baumaterial entfernen, statt es zu behandeln und zu versiegeln, waren in diesen Gebäuden seltener weitere Sanierungen nötig. Das traf auch auf mein Zuhause zu.

Die meisten Gebäudeeigentümer wollen, dass die Sanierungsunternehmen so viel Material wie möglich stehenlassen. Das ist natürlich verständlich. Man möchte Geld sparen und den Alltag nicht zu sehr durcheinander bringen, aber leider funktioniert das nicht.

Ich verspreche Ihnen, krank zu sein ist deutlich teurer.

Wenn Materialien entfernt werden können, dann tun Sie das besser … auch wenn es viel Arbeit ist und mehr kostet. Besser einmal gründlich als mehrfach halbherzig. Schimmel ist hartnäckig. Übrig gebliebenes krankes Baumaterial ist die perfekte Starter-Kultur für erneutes Schimmelwachstum.

### FALLBEISPIEL | AUF ZEMENTPLATTEN KANN KEIN SCHIMMEL WACHSEN – ODER DOCH?

Am Anfang des Buches habe ich die Geschichte des Schimmels in meinem Haus erzählt. Hier folgt sie noch einmal in aller Ausführlichkeit oder für den Fall, dass Sie sie überlesen haben.

Wasser aus dem Badezimmer im zweiten Stock sickerte den ganzen Weg über meine Küche im Erdgeschoss bis in den Keller. Unentdeckt hatte das Wasser in der Küche Bereiche unter der Oberfläche durchtränkt, ehe es in den Keller tropfte. Das umfasste Trockenbauwände, Isolierung, Küchenschränke und den Untergrund unter den Keramikfliesen.

Ich fühlte mich in meiner Küche nie wohl. Die Hinweise waren sehr subtil. Ich fühlte mich ein wenig wie weggetreten, hatte wenig Energie und fragte mich des Öfteren, was ich dort eigentlich gerade hatte machen wollen. Erst nach der Sanierung des Bereichs konnte ich diese Symptome zuordnen.

Sobald alles entfernt und saniert worden war, fühlte ich mich besser – aber noch nicht richtig gut. Noch immer zeigte ich Reaktionen, wenn ich meine Küche betrat. Ich machte mir Sorgen. Dort kochten wir unser Essen und ich reagierte definitiv auf etwas. Was auch immer es war, es konnte das Essen kontaminieren, das wir zu uns nahmen, und die Teller, von denen wir aßen – und unsere Darmschleimhaut zerstören, unser Immunsystem ruinieren und noch einige andere gesundheitliche Probleme hervorrufen. Ich wurde immer besorgter.

Wie ein auf die Umwelt sensibel reagierender Kanarienvogel machte ich mir Sorgen, ob ich verrückt sei. Niemand sonst in meiner Familie schien ein Problem zu haben. Nur ich. Insbesondere in der Lunge. Nach einiger Zeit des inneren Kampfs und längerem Hinauszögern traf ich eine Entscheidung. Ich musste meinem eigenen Rat folgen und mir selbst vertrauen.

Auf meine eigenen Kosten und nicht durch wissenschaftliche Tests bestätigt, verlangte ich, dass um den Bereich mit dem Feuchtigkeitsschaden herum die Fliesen und der Unterboden entfernt wurden. Das war der Bereich, wo ich mich am unwohlsten fühlte. Es umfasste einiges an harter Arbeit, die Fliesen und die Zementplatte aufzustemmen. Ein Hoch auf meine Handwerker!

Proben des Unterboden und der Zementplatte wurden eingeschickt und getestet, obwohl man mir sagte, auf Zement könne kein Schimmel wachsen.

Interessanterweise wuchsen auf der Zementplatte, auf der angeblich kein Schimmel wachsen kann, zwei Arten von toxischem Innenraumschimmel. Diese Schimmelsorten können Atemwegserkrankungen und Probleme des Immunsystems hervorrufen. Menschen, die in wüstenartigem Klima leben, kennen diese Schimmeltypen, weil sie das sogenannte Wüstenfieber hervorrufen, das Ärzten besser als Kokzidioidomykose bekannt ist.

Scheinbar kann durch das trockene Innenraum-Mikroklima der Zementplatte bei Biofilmkontakt und gerade ausreichender Feuchtigkeit toxischer Schimmel wachsen, der normalerweise nur draußen wächst. Es hört sich allerdings schon verrückt an, dass eine Frau in Wisconsin in ihrer eigenen Küche durch einen Wüstenschimmelpilz aus Arizona krank wird.

Weder der Schimmelsachverständige noch die Handwerker hatten jemals von so etwas gehört. Aber wie sie alle zugaben, glaubten sie nicht, dass sich jemals jemand die Mühe gemacht hatte, dies zu testen. Nachdem der Bereich saniert worden war, hatte ich in meiner Küche keinerlei Probleme mehr.

### 4. MEHR HERAUSNEHMEN ALS MAN FÜR NÖTIG HÄLT

Genau wie Hautkrebs, der wiederkommt, wenn er nicht mit sauberen Schnitträndern herausgeschnitten wurde, wächst auch Schimmel immer wieder nach. Eine gute Faustregel ist, rund 60 Zentimeter Material hinter der sichtbar betroffenen Stelle zu entfernen. Schimmelsporen sind mikroskopisch klein. Sie können sie nicht sehen. Die Sporen können das umgebende Material infizieren, ohne dass dies optisch ersichtlich wäre.

Bitten Sie Ihren zertifizierten Schimmelsachverständigen, den „sauberen“ Materialrand zu testen, um sicherzugehen, dass sich dort keinerlei Schimmel befindet. Falls doch, schneiden Sie noch mehr heraus. Fangen Sie nicht mit der Renovierung an, bevor Sie nicht mit Sicherheit saubere Ränder haben. Nur zu oft lebt der Schimmel im Verborgenen.

Sanierer haben keinen leichten Job. Es ist heiß unter all der Schutzausrüstung. Haben Sie Mitgefühl, wenn Sie sie um diese zusätzliche Maßnahme bitten, und gehen Sie davon aus, dass Sie ein wenig mehr bezahlen müssen. Oder laden Sie sie vielleicht sogar auf ein Mittagessen ein.

Sie können entweder für eine gründliche Sanierung oder mit Ihrer Gesundheit zahlen. Es ist Ihre Entscheidung.

## 3.3 Prävention

Ich verrate Ihnen ein kleines Geheimnis.

Ich kenne die **SCHWÄCHEN** des Schimmels ...

- Trockenheit
- Sonnenlicht
- Luftbewegung
- staubfreie Orte
- Orte, an denen kein Durcheinander herrscht
- schimmelabtötende ätherische Öle

Die Ureinwohner Nordamerikas wussten, wie es geht. Die, die in einer feuchten Umgebung lebten, verhinderten das Wachstum von Schimmel in Innenräumen, indem sie ihre Holzhäuser mit dem Rindenbast bestimmter Bäume, beispielsweise Zedern, auskleideten. Diese Bäume sind reich an ätherischen Ölen, die das Schimmelwachstum verhindern. Im Gegensatz dazu schreien wir im modernen Bau quasi nach Schimmelproblemen. Wir kleiden unsere Häuser mit Papier aus, einer der Lieblingsspeisen von Schimmelpilzen.

### PFLEGE UND FÜTTERUNG VON SCHIMMELPILZEN

Natürlich führen nicht alle Feuchtigkeitsvorfälle zu einem Schimmelpilzbefall. Leider haben allerdings die Baumethoden in den letzten 50 Jahren die perfekte, schimmelfördernde Umgebung geschaffen. Wir bauen extrem luftdichte Häuser, die die Feuchtigkeit im Inneren halten und aus schon teilweise verdauten Nahrungsquellen für Schimmel bestehen. Außerdem verstecken wir Wasserrohre hinter Wänden, sodass es keine Möglichkeit gibt zu kontrollieren, ob das Wasser innerhalb der

Rohre bleibt. Ich habe gelernt, dass es keine Frage ist, OB das Wasser aus dem Rohr austreten wird, sondern WANN.

Die Art, in der wir bauen, ernährt und gießt Schimmelpilze. Es ist, als ob wir ein Landwirtschaftshandbuch mit dem Titel „Pflege und Fütterung von Schimmelpilzen" läsen – und dann genau das täten, was der Schimmel benötigt, um in Innenräumen zu gedeihen. Dafür ist nicht viel nötig. Schimmel ist ein Überlebenskünstler. Er braucht nur etwas Nahrung und ein bisschen Feuchtigkeit.

## FEUCHTIGKEITSKONTROLLE VERSUS KOSTENERSPARNIS

Viele Menschen halten Luftentfeuchter für Geldverschwendung und einen unnötigen Posten auf der Stromrechnung. Ich kann Ihnen versprechen, dass die Schimmelsanierung deutlich teurer ist.

Damit Schimmel wächst, sind kein sichtbares Wasser und auch keine Überschwemmung nötig. Es bedarf nur Feuchtigkeit. Möglicherweise haben Sie ein schimmeliges Haus, weil es im Inneren einfach ein wenig zu feucht ist. Wenn es auch noch eine staubige feuchte Umgebung ist – herzlichen Glückwunsch! Sie sind ein erfolgreicher Schimmelanbauer.

Lassen Sie uns versuchen, das zu verhindern.

Schauen Sie sich die Aktivitäten an, die die Feuchtigkeit in Innenräumen steigern. Sie kochen Spaghetti? Schalten Sie die Dunstabzugshaube ein. Sie duschen? Schalten Sie die Lüftung ein. Draußen ist es sehr feucht? Schließen Sie Fenster und Türen und schalten Sie die Klimaanlage an und benutzen Sie einen Luftentfeuchter. Alle Keller brauchen Luftentfeuchter.

Verhindern Sie Probleme in der Zukunft, indem Sie die Feuchtigkeit in den Innenräumen kontrollieren. Und wenn Wasser eintritt – nicht ignorieren! Ich höre einiges an Wunschdenken von meinen Patienten, wie „wir dachten, es wäre keine große Sache", wenn sie mich aus Hotelzimmern anrufen, während ihre Häuser saniert werden. Wie der Schimmelpilzexperte Dr. Sandeep Gupta in seinem Schimmel-Onlinekurs „Mold Illness Made Simple“ erklärt: „Wenn Sie ein Problem haben, um das Sie sich nicht kümmern, wird es Sie eines Tages einholen.“ Besser Sie leben in einem Haus mit sichtbaren Balken als in einem kranken Haus, dessen Schimmelproblem nur übertüncht wurde.

### FALLBEISPIEL | **ENDOTOXINE**

Bei der Sanierung unseres Kellers entdeckten die Sanierer, dass die Grundschwelle wirklich schlimm aussah. Die gesamte Oberfläche war bewachsen, so wie Schimmel aussieht, wenn er auf Brot wächst. Es war klar, dass sie herausgerissen werden musste, aber die Sanierer fragten mich, ob ich vorher Proben nehmen wollte. „Natürlich!“, antwortete ich.

Zu unser aller Erstaunen ergaben die Tests sehr wenig Schimmel – weniger als das, was man normalerweise in einem ausgebauten Keller findet. Ich rief meine zertifizierte Schimmelsachverständige an und befragte sie nach diesem merkwürdigen Ergebnis, denn niemand von uns konnte es glauben. Sie empfahl einen Test auf bakterielle Endotoxine.

Natürlich fiel der Test auf bakterielle Endotoxine unglaublich hoch aus. Was wir als Schimmelkolonie angesehen hatten, war in Wahrheit eine Bakterienkolonie. In diesem Fall waren die Bedingungen in dem Bereich des Kellers so, dass dort ein Biofilm existierte, der eher bakterien- als schimmelfreundlich war. So oder so, die Toxine von beiden sind schädlich und machten uns krank. Die Bretter mussten raus!

### KEINE AUSGEBAUTEN KELLER

Insgesamt bin ich kein Fan von ausgebauten Kellern. Die Bauinspektorin, mit der ich zusammenarbeite, sagt, sie findet in fast jedem ausgebauten Keller Schimmelpilze, selbst wenn Luftentfeuchter zum Einsatz kommen. Keller müssen atmen können.

Wenn Sie den zusätzlichen Platz für eine Trainings- oder Kinderspielfläche benötigen, sollten Sie Schaumstoffkissen hinlegen, wenn Sie eine weiche Oberfläche brauchen. Nach Beendigung der Aktivität heben Sie die Kissen vom Fußboden auf, damit der Boden atmen kann.

Wenn Sie etwas im Keller lagern, dann sollten Sie es nicht auf den Boden stellen. Ich persönlich bin ein Fan von Metallregalen auf Rollen, die Sie beladen und hin- und herschieben können, damit der Kellerboden atmen kann. Außerdem wächst Schimmel nicht auf Metallregalen.

Pappe und Karton haben in Kellern nichts zu suchen, insbesondere nicht auf dem Kellerfußboden. Alle Keller sind zu feucht für Karton. Ja, alle ... sogar Ihrer.

### MIT BEGEISTERUNG STAUBWISCHEN

Simpel ausgedrückt, züchtet Staub Schimmel. Wischen Sie also voller Begeisterung Staub.

Das ist einfacher, wenn man das Durcheinander aufräumt und Kleinkram hinter Glas oder in Vitrinen aufbewahrt, wo man die Gegenstände bewundern kann, diese aber keine Gefahr darstellen können. Es gibt einen Zusammenhang zwischen Schimmelpilzerkrankungen und dem Anhäufen von Gegenständen. Ich bin mir ziemlich sicher, dass das damit zusammenhängt, wie viel Staub auf all dem Kram liegt.

### NEHMEN SIE EINE LAST VON IHRER LUNGE

Es ist Ihre Entscheidung: Wie soll Ihre Luft gereinigt werden? Von Ihrem Luftfilter? Oder Ihrer Lunge? Hier kommt ein Tipp ... eines von beidem können Sie auswechseln, das andere nicht.

Achten Sie darauf, die Luftfilter in Ihrem Zuhause regelmäßig auszutauschen, damit Ihre Lunge nicht die Arbeit des Filters übernehmen muss. Partikelfilter sollten Sie mindestens zweimal im Jahr auswechseln, je nachdem, ob Sie Haustiere oder Kinder haben und wie viel Staub bei Ihnen liegt. Wenn mehreres davon auf Sie zutrifft, sollten Sie die Filter häufiger wechseln. Bei frei stehenden Luftfiltersystemen sollten Sie den frühesten Zeitpunkt des empfohlenen Zeitraums zum Wechseln wählen.

Kfz-Innenraumfilter können Schimmelpilze beherbergen, darum sollten Sie diese Filter mindestens einmal jährlich austauschen. Legen Sie den Zeitpunkt des Filteraustauschs auf den Beginn Ihrer Klimaanlagensaison.

**WAS WIR VON DEN DREI KLEINEN SCHWEINCHEN LERNEN KÖNNEN**

Bauen Sie Ihr Haus nicht mit Stöcken, sondern aus Backsteinen.

## Sie sind durch!

Sie wissen jetzt alles. Beglückwünschen Sie sich selbst dafür, dass Sie auf Ihren Körper hören und Verantwortung für Ihre Gesundheit übernehmen. Sie sind jetzt perfekt ausgerüstet, um sich gegen Schimmel zu schützen.

Sie KÖNNEN sich besser fühlen. Geben Sie nie, nie, niemals die Hoffnung auf. Gehen Sie nach draußen, holen Sie tief Luft, öffnen Sie das Buch bei der ersten Strategie, der VERMEIDUNG, und führen Sie eine kleine, häppchengroße Sache auf der Liste durch. Wenn sogar das zu viel ist, suchen Sie sich Hilfe. Wenn Sie alles in diesem Buch ausprobiert haben, sich aber immer noch grauenvoll fühlen, sollten Sie einen Arzt aufsuchen, der Erfahrung mit Schimmelerkrankungen hat.

Denken Sie daran, die Sonne ist das Kryptonit des Schimmels.

**Bleiben Sie auf der Sonnenseite des Lebens und machen Sie dem Schimmel den Garaus.**

Viel Erfolg!

# Verweise

Schauen Sie sich auch die weiteren Videoblogs auf meiner Internetseite an: **DRCRISTA.COM** (Seite in englischer Sprache)

Oder besuchen Sie mich auf Facebook
**@DRJILLCRISTA** (Seite in englischer Sprache)

Wenn Ihnen YouTube lieber ist, finden Sie meinen Videokanal, indem Sie nach **#GOTMOLD, #BREAKTHEMOLD** suchen. Am besten gleich abonnieren! (in englischer Sprache)

Wenn Sie eine druckbares Exemplar von „Cristas Schimmelpilz-Fragebogen" haben möchten, schicken Sie mir bitte eine E-Mail in englischer Sprache an **support@drcrista.com**.

## WEBSEITEN & WEITERE UNTERSTÜTZUNG

**Verbraucherzentrale Deutschland**: www.verbraucherzentrale.de/wissen/umwelt-haushalt/wohnen/schimmel-in-der-wohnung-6794

**Bundesumweltamt**: www.umweltbundesamt.de/themen/gesundheit/umwelteinfluesse-auf-den-menschen/schimmel#was-sind-schimmelpilze

*Weitere Seiten in englischer Sprache:*

**Environmental Working Group** (ewg.org)

**Dr. Ritchie Shoemaker** (survivingmold.com)

**Paradigm Change** (paradigmchange.me, eine Facebookgruppe für Schimmelvermeider)

**Dr. Wayne Anderson** (gordonmedical.com/team/wayne-anderson-n-d)

**Dr. Paul Anderson** (consultdranderson.com)

**Horowitz-Fragebogen zu Lyme-Borreliose/Multiple Systemic Infectious Disease Syndrome (MSIDS)** (cangetbetter.com/symptom-list)

**Dr. Jill Carnahan – Low Mold Diet** (jillcarnahan.com/2015/02/08/low-mold-diet/)

### ARTIKEL & BÜCHER

**Schmutzige Gene** Buch von Dr. Ben Lynch

**4 Blutgruppen – 4 Strategien für ein gesundes Leben** von Dr. Peter D'Adamo (dadamo.com)

**Das Vermächtnis unserer Nahrung** Buch von Sally Fallon & Mary Enig

*Weitere Artikel und Bücher in englischer Sprache:*

**Clean, Green & Lean** Buch von Dr. Walter Crinnion (crinnionopinion.com)

**Mold Warriors and Surviving Mold** Bücher und Trainings von Dr. Ritchie Shoemaker (survivingmold.com)

**Molds & Mycotoxins** Buch von Dr. Neil Nathan (neilnathanmd.com/books)

**Why Can't I Get Better? Solving The Mystery Of Lyme & Chronic Disease** Buch von Dr. Richard Horowitz (cangetbetter.com)

**Reversal of Cognitive Decline** Artikel von Dr. Dale Bredesen

**The Yeast Connection** von Dr. William G. Krook

**Your Guide to Forest Bathing: Experience The Healing Power of Nature** Buch von M. Amos Clifford

## AUS- UND WEITERBILDUNG

[Anm. d. Verlags: In Deutschland können Sie sich an die großen Heilpraktikerverbände wenden. Es werden in Deutschland außerdem von verschiedenen Akademien und Verbänden Fort- und Weiterbildungen angeboten.]

*Weitere englischsprachige Informationsstellen:*

**AANP – American Association of Naturopathic Physicians** (naturopathic.org)

**Environmental Health Symposium** (environmentalhealthsymposium.com)

**The Forum for Integrative Medicine** (forumforintegrativemedicine.org)

**Mold Illness Made Simple** Onlinekurs, Dr. Sandeep Gupta (moldillnessmadesimple.com)

**Dr. Paul Anderson** (consultdranderson.com)

**Klinghardt Academy** Training, Dr. Dietrich Klinghardt (klinghardtacademy.com/Seminars-Workshops/)

**Study with Tieraona** Training, Dr. Tieraona Lowdog (drlowdog.com/study-with-tieraona/)

**Bredesen Protocol** Training, Dr. Dale Bredesen (drbredesen.com/thebredesenprotocol)

**AIHM – Academy of Integrative Health & Medicine**
(aihm.org)

**SIBO Informationen & Kurse, Dr. Allison Siebecker**
(siboinfo.com)
(sibosos.com/home-resources-2)
(thesibodoctor.com)

## TESTS FÜR DEN KÖRPER

(Test müssen von einem Arzt in Auftrag gegeben werden)

**Organische Säuren-Test**: Great Plains Laboratory (greatplainslabortory.com) Üblicherweise werden spezifische Antikörper vom IgE-Typ gegen Schimmelpilze im Blut gemessen. Dies ist z. B. unter www.ganzimmun.de/ oder unter www.imd-potsdam.de/labor.html möglich

## EXPERTEN FÜR GEBÄUDETESTUNGEN

www.verband-baubiologie.de
www.baubiologie.or.at/bbi
sowie über das Umweltbundesamt und die Verbraucherzentrale

## GEBÄUDETESTS AUF MYKOTOXINE

finden Sie über die Verbraucherzentrale und das Umweltbundesamt

## EINEN ARZT FINDEN

Deutscher Berufsverband klinischer Umweltmediziner: www.dbu-online.de

**Liste von Ärzten mit Erfahrung mit Schimmelpilzen: drcrista.com**
(Seite in englischer Sprache)

## LUFTFILTER

Ionisierende Luftfilter – Intellipure Premium Plus unter

pureairdoctor.com

HyperHEPA – IQ Air unter iqair.com

Thermische Luftfilter – AirFree unter airfree.com

**PRODUKTE**

(Hinweis: Manche sind verschreibungspflichtig)

**Sweetish Bitters** – Gaia Herbs & Wise Woman Herbals
[Anm. d. Red.: Falls Sie dies in Deutschland nicht beziehen können, lassen Sie sich von einem kompetenten naturheilkundlichen Apotheker beraten. Oft stellen Apotheken selbst eine abgestimmte Mischung für Sie zusammen. Die Rezeptur von Gaias Herbs enthält: Kurkuma Wurzel (Curcuma longa), Mariendistel Samen (Silybum marianum, auch Carduus marianum genannt), Wilde Yamswurzel (Dioscorea villosa), Löwenzahnwurzel (Taraxacum officinale), Enzianwurzel (Gentiana lutea), Kardamom Samen (Elettaria cardamomum), Ingwerwurzel (Zingiberis officinalis), Fenchelsamen (Foeniculum officinale), Braunalge, Dulse Seetang, Kelp, Amlabaum (Phyllanthus emblica) Extrakt, Bitter Orange ätherisches Öl, Anissamen, ätherisches Öl, Alkohol.

**Liposomales Glutathion**: Readisorb & Seeking Health Resveratrol – Gaia Herbs, auch bei Unimedica erhältlich [Anm. d. Red.]

**Liposomales Kurkuma/Resveratrol**: Empirical Labs, auch bei Unimedica erhältlich [Anm. d. Red.]

**Peloid-/Schlammtherapie**: Torf Spa unter torfspa.com oder www.sonnenmoor.at/moorprodukte/moorbad-fuer-zuhause

www.trendmoor.de/moorbad-zuhause-tipps-wohlfuhlmomente

[Anm. d. Verlags: Alternativ können Sie sich auch in Apotheken oder Reformhäusern beraten lassen]

**Sauna** – Seien Sie vorsichtig bei Ferninfrarotsauen, die EMF-Strahlen abgeben.

### NASENSPRAYS

**Frequent Flyer von Fess**
[Anm. d. Verlags.: Frequent Flyer enthält eine Kochsalzlösung . Lassen Sie sich alternativ in Ihrer Apotheke oder von Ihrem Arzt ein Nasenspray auf Meer- oder Kochsalz basis empfehlen.]

**Respiratoire von PurEssentiel**
[Anm. d. Verlags: Auch Firmen wie Primavera oder Abtei bieten ähnliche Produkte an .]

**Xylit**, Xlear

**Propolis von NaturaNectar** (bitte nur verwenden, wenn andere nicht helfen – unsere Bienen haben große Probleme, darum ist das eine sehr wertvolle Ressource)

## Bezugsquellen

Die meisten der im Buch erwähnten Produkte sind in gängigen Naturkostläden erhältlich.

Sie können sie auch direkt über unseren Online-Shop www.narayana-verlag.de in der Kategorie „Naturkost" erhalten.

Dort finden Sie ein großes Sortiment an ausgewählten Naturkostprodukten, u. a. auch seltene Produkte wie Yacon-Sirup. Auch Nahrungsergänzungsmittel unserer Eigenmarke „Unimedica" und viele Superfoods sind dort erhältlich.

# Danksagung

Für die dauerhafte Unterstützung danke ich:

meinen Jungs

meinem Schatz in weiter Ferne

meinen Eltern

meiner Familie, meinen Freunden, meinen Lehrern

meinen Patienten (die meine besten Lehrer sind)

meinen Kollegen

Leann, für ... ach, für alles!

Kristin, dafür, dass du es schaffst, die Wirren meines Hirns richtig zu übersetzen und daraus ein großartiges Kunstwerk zu kreieren

Tabby, dafür, dass du mich überzeugt hast, meine Gedanken zum Thema „Schimmel“ in die Welt hinauszutragen

Lynda Goldman, meinem Engel, der genau zum richtigen Zeitpunkt gekommen ist, um mir beim Schreiben des Buches und der Publizierung zu helfen

Northern Exposure TV Series – mein erster Kontakt mit Umwelterkrankungen

Dr. Walter Crinnion – einem Guru für Umweltmedizin und eine große Inspiration

Dr. Pamela Jeanne – die mich mit ihrer Leidenschaft für die Hydrotherapie angesteckt hat

Dr. Jared Zeff – der mich den Glauben in die Heilkraft des Körpers hat erkennen lassen

Dr. Lisa Nagy – der ersten Dozentin, die mir geholfen hat, Schimmel zu verstehen

Dr. Jim Sensenig – der mir gezeigt hat, wie faszinierend unsere Medizin ist

der verstorbenen Dr. Kim Saxe – deren Schimmel-Fackel ich stolz weitertrage

**Danke für die Foren, die mich bei meiner Mission unterstützen, die Menschen über die Gefahren durch Schimmel zu informieren.**

(in der Reihenfolge der Erwähnung oder Veröffentlichung)

WNDA – Wisconsin Naturopathic Doctors Association (wisconsin-nd.org)

AIHM – Academy of Integrative Health & Medicine (aihm.org)

AANP – American Association of Naturopathic Physicians (naturopathic.org)

Townsend Letter (townsendletter.com)

Gaia Herbs Professional Webinar Series (gaiaprofessional.com)

ILADS – International Lyme and Associated Diseases Society (ilads.org)

Women's Health Network (womenshealthnetwork.com)

PANP – Pennsylvania Association of Naturopathic Physicians (panaturopathic.org)

Hawaii Doc Talks (events.syncopatemeetings.com/hawaii-doc-talks/)

NDNR – Naturopathic Doctor News & Review, erscheint bald! (ndnr.com)

# Bibliographie

Abbott, S. „Mycotoxins and Indoor Molds." *Indoor Environment Connections*, 2002; 3(4).

Accardi, R., H. Gruffat, C. Sirand und andere. „The mycotoxin aflatoxin B1 stimulates Epstein- Barr virus-induced B-cell transformation in in vitro and in vivo experimental models." *Carcinogenesis*, November 2015; 36(11): 1440-51. doi: 10.1093/carcin/bgv142.

Akinrinmade, F.J., A.S. Akinrinde, und A. Amid. „Changes in serum cytokine levels, hepatic and intestinal morphology in aflatoxin B1-induced injury: modulatory roles of melatonin and flavonoid-rich fractions from Chromolena odorata." *Mycotoxin Research*, Mai 2016; 32(2): S. 53-60. doi: 10.1007/s12550-016-0239-9.

Al-Anati, L., E. Essid, R. Reinehr und E. Petzinger. „Silibinin protects OTA-mediated TNF-alpha release from perfused rat livers and isolated rat Kupffer cells." *Molecular Nutrition & Food Research*, April 2009; 53(4): S. 460-6. doi: 10.1002/mnfr.200800110.

Al-Harbi, N.O., A. Nadeem, M.M. Al-Harbi und andere. „Oxidative airway inflammation leads to systemic and vascular oxidative stress in a murine model of allergic asthma." *International Immunopharmacology*, Mai 2015; 26(1): S. 237-45. doi: 10.1016/j. intimp.2015.03.032.

Andersen, B., J.C. Frisvad, I. Søndergaard und andere. „Associations between fungal species and water-damaged building materials." *Applied and Environmental Microbiology*, Juni 2011; 77(12): S. 4180-8. doi: 10.1128/AEM.02513-10.

Angeli, J.P., G.R. Barcelos, J.M. Serpeloni und andere. „Evaluation of the genotoxic and anti- genotoxic activities of silybin in human hepatoma cells (HepG2)." Mutagenesis, Mai 2010; 25(3): S. 223-9. doi: 10.1093/mutage/gep064.

Araújo, A.A., M.G. de Melo, T.K. Rabelo und andere. „Review of the biological properties and toxicity of usnic acid." *Natural Product Research*, 2015; 29(23): S. 2167-80. doi: 10.1080/14786419.2015.1007455.

Batista, E. M., J. G. Doria, T. H. Ferreira-Vieira und andere. „Orchestrated activation of mGIuR5 and CB1 promotes neuroprotection.“ *Molecular Brain*, 20. August 2016; 9(1): S. 80. doi: 10.1186/s13041-016-0259-6.

Baxi, S. N., J. M. Portnoy, D. Larenas-Linnemann, und W. Phipatanakul. „Exposure and Health Effects of Fungi on Humans.“ *The Journal of Allergy and Clinical Immunology: In Practice*, 2016 May-June; 4(3): 396-404. doi: 10.1016/j-jaip.2016.01.008.

Behr, J., B. Degenkolb, T. Beinert und andere. „Pulmonary glutathione levels in acute episodes of Farmer's lung.“ *American Journal of Respiratory and Critical Care Medicine*, Juni 2000; 161(6): S. 1968-71.

Behrens, M., S. Hüwel, H. J. Galla und H. U. Humpf. „Blood-Brain Barrier Effects of the Fusarium Mycotoxins Deoxynivalenol, 3 Acetyldeoxynivalenol, and Moniliformin and Their Transfer to the Brain.“ *PLoS One*, 23. November 2015; 10(11): e0143640. doi: 10.1371/journal.pone.0143640.

Ben Salem, I., A. Prola, M. Boussabbeh und andere. „Crocin and Quercetin protect HCT116 and HEK293 cells from Zearalenone-induced apoptosis by reducing endoplasmic reticulum stress.“ *Cell Stress and Chaperones*, November 2015; 20(6): S. 927-38. doi: 10.1007/s12192-015-0613-0.

Bharti, V., N. Vasudeva und S. Kumar. „Anti-oxidant studies and anti-microbial effect of Origanum vulgare Linn in combination with standard antibiotics.“ *Ayu*, Januar-März 2014; 35(1): S. 71-8. doi: 10.4103/0974-8520.141944.

Bloom, E., L. F. Grimsley, C. Pehrson und andere. „Molds and mycotoxins in dust from water- damaged homes in New Orleans after hurricane Katrina.“ *Indoor Air*, 2009; 19: S. 153-8. doi: 10.1111/j.1600-0668.2008.00574.x.

Bloom, E., E. Nyman, A. Must und andere. „Molds and mycotoxins in indoor environments—a survey in water-damaged buildings.“ *Journal of Occupational and Environmental Hygiene*, November 2009; 6(11): S. 671-8. doi: 10.1080/15459620903252053.

Boeira, S. P., C. B. Filho, L. Del'Fabbro und andere. „Lycopene treatment prevents hematological, reproductive and histopathological damage induced by acute zearalenone administration in male Swiss mice.“ *Experimental and Toxicologic Pathology*, Juli 2014; 66(4): S. 179-85. doi: 10.1016/j.etp.2014.01.002.

Borok, Z., R. Buhl, G. J. Grimes und andere. „Effect of glutathione aerosol on oxidant- antioxidant imbalance in idiopathic pulmonary fibrosis.“ *Lancet*, 27. Juli 1991; 338(8761): S. 215-6.

Brewer, J. H., D. Hooper und S. Muralidhar. „Intranasal antifungal therapy in patients with chronic illness associated with mold and mycotoxins: an observational analysis." *Global Journal of Medical Research*, 2015; 15(1): S. 28-33.

Brewer, J. H., J. D. Thrasher, und D. Hooper. „Chronic illness associated with mold and mycotoxins: Is naso-sinus fungal biofilm a culprit?" *Toxins*, 24. Dezember 2013; 6(1): S. 66-80. doi: 10.3390/toxins6010066.

Brewer, J. H., J. D. Thrasher, D. C. Straus und andere. „Detection of mycotoxins in patients with chronic fatigue syndrome." *Toxins*, 11. April 2013; 5(4): S. 605-17. doi: 10.3390/ toxins5040605.

Brook, I. „Microbiology of chronic rhinosinusitis." *European Journal of Clinical Microbiology & Infectious Diseases*, Juli 2016; 35(7): S. 1059-68. doi: 10.1007/s10096-016-2640-x.

Cantorna, M., L. Snyder, Y. Lin und Y. Linlin. „Vitamin D and 1,25(OH)2D Regulation of T cells." *Nutrients*, April 2015; 7(4): S. 3011-3021. doi: 10.3390/nu7043011.

Cardoso, N., C. Alviano, A. Blank und andere. „Synergism Effect of the Essential Oil from Ocimum basilicum var. Maria Bonita and Its Major Components with Fluconazole and Its Influence on Erogosterol Biosynthesis." *Evidence-Based Complementary and Alternative Medicine*, 5. Mai 2016: 5647182. doi: 10.1155/2016/5647182.

Chen, J., C. Wang, W. Lan und andere. „Gliotoxin Inhibits Proliferation and Induces Apoptosis in Colorectal Cancer Cells." *Marine Drugs*, 2. Oktober 2015; 13(10): S. 6259-73. doi: 10.3390/md13106259.

Chen, K. H., T. Gao, J. F. Pan und andere. „[Docosahexaenoic acid inhibits aflatoxin B1-induced migration and invasion in hepatocellular carcinoma cells in vitro.]" *Nan Fang Yi Ke Da Xue Xue Bao*, 20. Juni 2016; 36(7): S. 952-6.

Chung, Y. C., W. H. Shin, J. Y. Baek und andere. „CB2 receptor activation prevents glial- derived neurotoxic mediator production, BBB leakage and peripheral immune cell infiltration and rescues dopamine neurons in the MPTP model of Parkinson's disease." *Experimental & Molecular Medicine*, 22. Januar 2016; 48(1): e205. doi: 10.1038/ emm.2015.100.

Colombo, M., A. Sangiovanni. „[Hepatocellular carcinoma]." *Recenti Progressi in Medicina*, Juli 2016; 107(7): S. 386-94. doi: 10.1701/2318.24934.

Crinnion, W. *Clean, Green & Lean*. Hoboken, NJ: John Wiley & Sons Inc; 2010.

Curtis, L., A. Lieberman, M. Stark und andere. "Adverse Health Effects of Indoor Molds." *Journal of Nutritional & Environmental Medicine*, September 2004; 14(3): S. 261-74. doi: 10.1080/13590840400010318.

de Carvalho, M. P., H. Weich und W. R. Abraham. „Macrocyclic trichothecenes as antifungal and anticancer compounds." *Current Medicinal Chemistry*, 2016; 23(1): S. 23- 35.

Devinsky, O., M. R. Cilio, H. Cross und andere. „Cannabidiol: pharmacology and potential therapeutic role in epilepsy and other neuropsychiatric disorders." *Epilepsia*, Juni 2014; 55(6): S. 791-802. doi: 10.1111/epi.12631.

Du, K., C. Wang, P. Liu und andere. „Effects of Dietary Mycotoxins on Gut Microbiome." *Protein & Peptide Letters*, 10. Mai 2017; 24(5): S. 397-405. doi: 10.2174/0929866524666170223095207.

El-Bahr, S. M. „Effect of curcumin on hepatic antioxidant enzymes activities and gene expressions in rats intoxicated with aflatoxin B1." *Phytotherapy Research*, Januar 2015; 29(1): S. 134-40. doi: 10.1002/ptr.5239.

El-Bialy, B. E., E. E. Abdeen, N. B. El-Borai und E. M. El-Diasty. „Experimental Studies on Some Immunotoxicological Aspects of Aflatoxins Containing Diet and Protective Effect of Bee Pollen Dietary Supplement." *Pakistan Journal of Biological Sciences*, Januar 2016; 19(1): S. 26-35.

El-Kamary, S. S., M. D. Shardell, M. Abdel-Hamid und andere. „A randomized controlled trial to assess the safety and efficacy of silymarin on symptoms, signs and biomarkers of acute hepatitis." *Phytomedicine*, Mai 2009; 16(5): S. 391-400. doi: 10.1016/j. phymed.2009.02.002.

El-Soud, N. H., M. Deabes, L. A. El-Kassem und M. Khalil. „Chemical Composition and Antifungal Activity of Ocimum basilicum L. Essential Oil." *Open Access Macedonian Journal of Medical Sciences*, 15. September 2015; 3(3): S. 374-9. doi: 10.3889/oamjms.2015.082.

Fernández-Blanco, C., G. Font und M. J. Ruiz. „Role of quercetin on Caco-2 cells against cytotoxic effects of alternariol and alternariol monomethyl ether." *Food and Chemical Toxicology*, März 2016; 89: 60-6. doi: 10.1016/j.fct.2016.01.011.

Fog Nielsen, K. „Mycotoxin production by indoor molds." *Fungal Genetics and Biology*, Juli 2003; 39(2): S. 103-17.

Friedman, M. „Overview of antibacterial, antitoxin, antiviral, and antifungal activities of tea flavonoids and teas.“ *Molecular Nutrition & Food Research*, Januar 2007; 51(1): S.116-34.

Funk, R. H. und T. K. Monsees. „Effects of electromagnetic fields on cells: physiological and therapeutical approaches and molecular mechanisms of interaction. A review.“ *Cells Tissues Organs*, 2006; 182(2): S. 59-78. doi: 10.1159/000093061.

Gao, S. S., X. Y. Chen, R. Z. Zhu und andere. „Sulforaphane induces glutathione S-transferase isozymes which detoxify aflatoxin B(1)-8,9-epoxide in AML 12 cells.“ *BioFactors*, 2010 Juli-August; 36(4): S. 289-96. doi: 10.1002/biof.98.

Gedalia, A., T. A. Khan, A. K. Shetty und andere. „Childhood sarcoidosis: Louisiana experience.“ *Clinical Rheumatology*, Juli 2016; 35(7): S. 1879-84. doi: 10.1007/s10067-015-2870-9.

Gholami-Ahangaran, M., N. Rangsaz und S. Azizi. „Evaluation of turmeric (Curcuma longa) effect on biochemical and pathological parameters of liver and kidney in chicken aflatoxicosis.“ *Pharmaceutical Biology*, 2016; 54(5): S. 780-7. Doi: 10.3109/13880209.2015.1080731.

González, R, I. Ballester, R. López-Posadas und andere. „Effects of flavonoids and other polyphenols on inflammation.“ *Critical Reviews in Food Science and Nutrition*, April 2011; 51(4): 331-62. doi: 10.1080/10408390903584094.

Gots, R. E., N. J. Layton und S. W. Pirages. „Indoor Health: Background Levels of Fungi.“ *AIHA Journal*, 2003; 64(4): 427-38. doi: 10.1080/15428110308984836.

Grant, R., und J. Guest. „Role of Omega-3 PUFAs in Neurobiological Health.“ *Advances in Neurogiology*, 2016; 12: S. 247-74. doi: 10.1007/978-3-319-28383-8_13.

Guibas, G. V., E. Spandou, S. Meditskou und andere. „N-acetylcysteine exerts therapeutic action in a rat model of allergic rhinitis.“ *International Forum of Allergy & Rhinology*, Juli 2013; 3(7): S. 543-9. Doi: 10.1002/alr.21145.

Guilford, F. T., und J. Hope. „Deficient glutathione in the pathophysiology of mycotoxin- related illness.“ *Toxins*, 2014 February 10; 6(2): 608-23. Doi: 10.3390/toxins6020608.

Harms, H., B. Orlikova, S. Ji und andere. „Epipolythiodiketopiperazines from the Marine Derived Fungus Dichotomomyces cejpii with NF-kB Inhibitory Potential.“ *Marine Drugs*, August 2015 6;13(8):4949-66. doi: 10.3390/md13084949.

Hashmi, M., A. Khan, M. Hanif und andere. „Traditional Uses, Phytochemistry, and Pharmacology of Olea europaea (Olive)." *Evidence-Based Complementary and Alternative Medicine*, 2015; 2015: 541581. doi: 10.1155/2015/541591.

Hawke, R. L., S. J. Schrieber, T. A. Soule und andere. „Silymarin ascending multiple oral dosing phase I study in noncirrhotic patients with chronic hepatitis C." *The Journal of Clinical Pharmacology*, April 2010; 50(4): S. 434-49. doi: 10.1177/0091270009347475.

Herter, I., G. Geginat, H. Hof und C. Kupfahl. „Modulation of innate and antigen- specific immune functions directed against Listeria monocytogenes by fungal toxins in vitro." *Mycotoxin Research*, Mai 2014; 30(2): S. 79-87. doi: 10.1007/s12550-014-0191-5.

Hooper, D. G., V. E. Bolton, F. T. Guilford und D. C. Straus. „Mycotoxin detection in human samples from patients exposed to environmental molds." *International Journal of Molecular Sciences*, 1. April 2009; 10(4): 1465-75. doi: 10.3390/ijms10041465.

Hope, J. „A review of the mechanism of injury and treatment approaches for illness resulting from exposure to water-damage buildings, mold, and mycotoxins." *ScientificWorldJournal*, 18. April 2013 2013: 767482. doi: 10.1155/2013/767482.

Hope, J. H., und B. E. Hope. „A review of the diagnosis and treatment of Ochratoxin A inhalation exposure associated with human illness and kidney disease including focal segmental glomerulosclerosis." *Journal of Environmental and Public Health*, 2012; 2012: 835059. doi: 10.1155/2012/835059.

Hubmann, R., M. Hilgarth, S. Schnabl und andere. „Gliotoxin is a potent NOTCH2 transactivation inhibitor and efficiently induces apoptosis in chronic lymphocytic leukaemia (CLL) cells." *British Journal of Haematology*, März 2013; 160(5): S. 618-29. doi: 10.1111/bjh.12183.

Hudson, J., M. Kuo und S. Vimalanathan. „The antimicrobial properties of cedar leaf (Thuja plicate) oil; a safe and efficient decontamination agent for buildings." *International Journal of Environmental Research and Public Health*, Dezember 2011; 8(12): 4477-87. doi: 10.3390/ijerph8124477.

Iossifova, Y. Y., J. M. Cox-Ganser, J. H. Park und andere. „Lack of respiratory improvement following remediation of a water-damaged office building." *American Journal of Industrial Medicine*, 2011 April; 54(4): S. 269-77. Doi: 10.1002/ajim.20910.

Iram, W., T. Anjum, M. Iqbal und andere. „Structural analysis and biological toxicity of Aflatoxins B1 and B2 degradation products following detoxification by

Ocimum basilicum and Cassia fistula aqueous extracts." *Frontiers in Microbiology*, 14. Juli 2016; 7: 1105. doi: 10.3389/fmicb.2016.01105.

Jarolim, K., G. Del Favero, G. Pahlke und andere. „Activation of the Nrf2-ARE pathway by the Alternaria alternata mycotoxins altertoxin I and II." *Archives of Toxicology*, 13. Mai 2016. doi:10.1007/s00204-016-1726-7.

Jia, Q., H. R. Zhou, M. Bennink und J. J. Pestka. „Docosahexaenoic acid attenuates mycotoxin-induced immunoglobulin a nephropathy, interleukin-6 transcription, and mitogen-activated protein kinase phosphorylation in mice." *The Journal of Nutrition*, Dezember 2004; 134(12): 3343-9.

Jones, G. L., C. G. Lane, E. E. Daniel und P. M. O'Byrne. „Release of epithelium- derived relaxing factor after ozone inhalation in dogs." *Journal of Applied Physiology*, September 1988; 65(3): S. 1238-43.

Karaman, M., H. Ozen, M. Tuzcu und andere. „Pathological, biochemical and haematological investigations on the protective effect of alpha-lipoic acid in experimental aflatoxin toxicosis in chicks." *British Poultry Science*, Februar 2010; 51(1): S. 132-41. doi: 10.1080/00071660903401839.

Kaya, I., N. Yigit und M. Benli. „Antimicrobial Activity of Various Extracts of Ocimum Basilicum L. and Observation of the Inhibition Effect on Bacterial Cells by Use of Scanning Electron Microscopy." *African Journal of Traditional, Complementary and Alternative Medicines*, 18. Juni 2008; 5(4): S. 363-369.

Khatoon, A., M. Zargham Khan, A. Khan, et atl. „Amelioration of Ochratoxin A-incuded immunotoxic effects by silymarin and Vitamin E in White Leghorn cockerels." *Journal of Immunotoxicology*, Januar-März 2013; 10(1): S. 25-31. doi: 10.3109/1547691X.2012.686533.

Knudsen, P. B., B. Hanna, S. Ohl und andere. „Chaetoglobosin A preferentially induces apoptosis in chronic lymphocytic leukemia cells by targeting the cytoskeleton." *Leukemia*, Juni 2014; 28(6): S. 1289-98. doi: 10.1038/leu.2013.360.

Kostek, H., J. Szponar, M. Tchórz und andere. „[Silibinin and its hepatoprotective action from the perspective of a toxicologist.]" *Przegl Lek*, 2012; 69(8): S. 541-3.

Kőszegi, T., und M. Poór. „Ochratoxin A: Molecular Interactions, Mechanisms of Toxicity and Prevention at the Molecular Level." *Toxins*, 15, April 2016; 8(4): 111. doi: 10.3390/toxins8040111.

Kumari, I., M. Ahmed und Y. Akhter. „Multifaceted impact of trichothecene metabolites on plant-microbe interactions and human health.“ *Applied Microbiology and Biotechnology*, Juli 2016; 100(13): 5759-71. doi: 10.1007/s00253-016-7599-0.

Kupfahl, C., G. Geginat und H. Hof. „Gliotoxin-mediated suppression of innate and adaptive immune functions directed against Listeria monocytogenes.“ *Medical Mycology*, November 2006; 44(7): S. 591-9.

Kupski, L., M. Freitas, D. Ribeiro und andere. „Ochratoxin A activates neutrophils and kills these cells through necrosis, an effect eliminated through its conversion into ochratoxin.“ *Toxicology*, 10. August 2016; 368-369: 91-102. doi: 10.1016/j.tox.2016.09.001.

Lai, F. N., J. Y. Ma, J. C. Liu und andere. „The influence of N-acetyl-l-cysteine on damage of porcine oocyte exposed to zearalenone in vitro.“ *Toxicology and Applied Pharmacology*, 1. Dezember 2015; 289(2): 341-8. doi: 10.1016/j.taap.2015.09.010.

Li, B., Y. Gao, G. O. Rankin und andere. „Chaetoglobosin K induces apoptosis and G2 cell cycle arrest through p53-dependent pathway in cisplatin-resistant ovarian cancer cells.“ *Cancer Letters*, 28. Januar 2015; 356(2 Pt B): S. 418-33. doi: 10.1016/j.canlet.2014.09.023.

Li, Y., Q. G. Ma, L. H. Zhao und andere. „Effects of lipoic acid on immune function, the antioxidant defense system, and inflammation-related genes expression of broiler chickens fed aflatoxin contaminated diets.“ *International Journal of Molecular Sciences*, 2. April 2014; 15(4): S. 5649-62. doi: 10.3390/ijms15045649.

Liang, N., F. Wang., X. Peng. und andere. „Effect of Sodium Selenite on Pathological Changes and Renal Functions in Broilers Fed a Diet Containing Aflatoxin B.“ *International Journal of Environmental Research and Public Health*, 9. September 2015; 12(9): S. 11196-208. doi: 10.3390/ijerph120911196.

Liu, L. T., G. J. Zheng, W. G. Zhang und andere. „[Clinical study on treatment of carotid atherosclerosis with extraction of polygon cuspidate rhizome et radix and crataegi fructus: a randomized controlled trial.]“ *Zhonggou Zhong Yao Za Zhi*, März 2014; 39(6): S. 1115-9.

Lou, H., B. Li, Z. Li und andere. „Chaetoglobosin K inhibits tumor angiogenesis through down regulation of vascular epithelial growth factor-binding hypoxia-inducible factor 1a.“ *Anticancer Drugs*, August 2013 24(7): S. 715-24. doi: 10.1097/CAD.0b013e3283627a0b.

# Stichwortverzeichnis

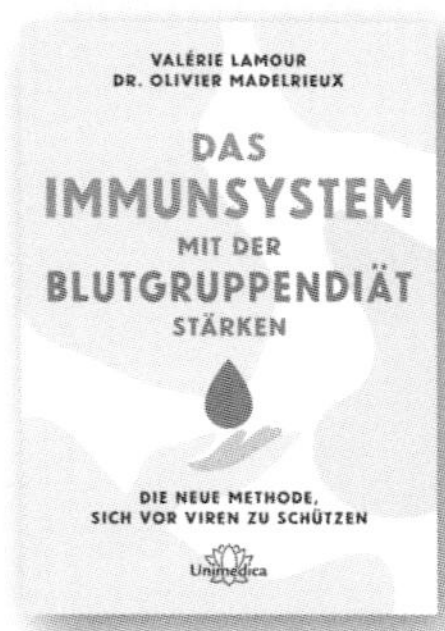


VALÉRIE LAMOUR / DR. OLIVIER MADELRIEUX

## ***Das Immunsystem mit der Blutgruppendiät stärken***

*Die neue Methode, sich vor Viren zu schützen*

264 Seiten, kart,. € 19,80

- Lernen Sie die Besonderheiten der verschiedenen Blutgruppen kennen und welche Ernährung jeweils zu ihnen passt
- Die Funktionsprinzipien unserer Immunabwehr endlich verstehen und welche Rolle eine gesunde Darmflora dabei spielt
- Erkennen, welchen Belastungen unser Immunsystem tagtäglich ausgesetzt ist und wie es dauerhaft gestärkt werden kann
- Wertvolle Tipps für besonders immunfördernde, immunneutrale und immunschädliche Lebensmittel
- Gerade in der Erkältungssaison und in Zeiten von Corona-Viren ein Muss!

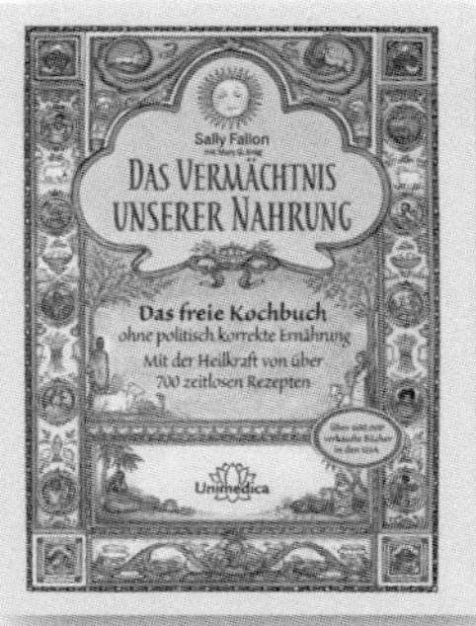


SALLY FALLON / MARY ENIG

## ***Das Vermächtnis unserer Nahrung***

*Das freie Kochbuch ohne politisch korrekte Ernährung*

*Mit der Heilkraft von über 700 zeitlosen Rezepten*

544 Seiten, geb,. € 34,00

Sally Fallon, die bekannte Ernährungsforscherin und Gründerin der Weston A. Price Foundation, vermittelt in ihrem Werk ein überraschende Botschaft:
Tierische Fette und Cholesterin sind keine Übeltäter, sondern essenzielle Bestandteile der Ernährung. Sie sind für normales Wachstum, Gehirn- und Nervenfunktionen, Schutz vor Krankheiten und als Energiespender notwendig.
Das Vermächtnis unserer Nahrung ist ein Klassiker und wurde in den USA bereits über 600.000 mal verkauft. Sally Fallon wendet sich darin bewusst gegen politisch korrekte Ernährung und empfiehlt naturbelassene Nahrungsmittel.

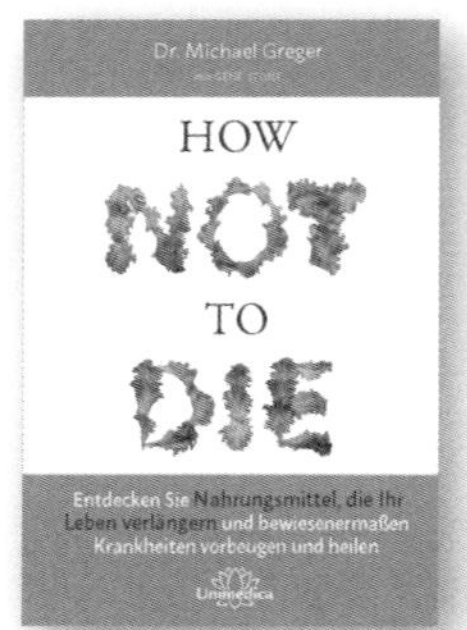


DR. MICHAEL GREGER / GENE STONE

## ***How Not To Die***

*Entdecken Sie Nahrungsmittel, die Ihr Leben verlängern und bewiesenermaßen Krankheiten vorbeugen und heilen*

512 Seiten, geb,. € 24,80

Bereits über 166.000 verkaufte Exemplare der Deutschen Ausgabe.
Die meisten aller frühzeitigen Todesfälle ließen sich verhindern – und zwar, so überraschend es klingen mag, durch einfache Änderungen der eigenen Lebens- und Ernährungsweise.
Dr. Michael Greger, international renommierter Arzt, Ernährungswissenschaftler und Gründer des Online-Informationsportals Nutritionfacts.org, lüftet in seinem weltweit außergewöhnlich erfolgreichen Bestseller das am besten gehütete Geheimnis der Medizin: Wenn die Grundbedingungen stimmen, kann sich der menschliche Körper selbst heilen.

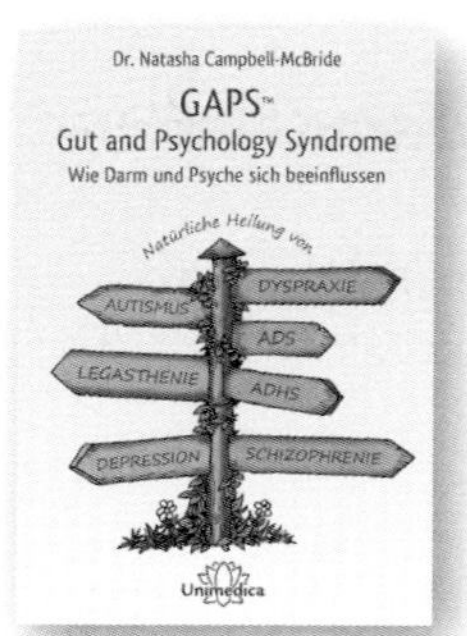


NATASHA CAMPBELL-MCBRIDE

## ***GAPS – Gut and Psychology Syndrom***

*Wie Darm und Psyche sich beeinflussen.*

*Natürliche Heilung von Autismus, AD(H)S, Dyspraxie, Legasthenie, Depression und Schizophrenie*

512 Seiten, geb,. € 26,00

Die GAPS-Diät ist das legendäre Ernährungsprogramm für verschiedenste Formen von Autismus, ADHS, Lernstörungen, Depression und Schizophrenie.
Die Ärztin Dr. Natasha Campbell-McBride entdeckte in jahrelanger Forschungsarbeit den direkten Zusammenhang zwischen psychischen Störungen, unserer Ernährung und dem Verdauungssystem. Viele der Betroffenen haben Essstörungen, ernähren sich einseitig und leiden unter einer kranken Darmflora. Dr. Campbell-McBride entwickelte ein revolutionäres Therapieprogramm, das auf spezifischen naturbelassenen Nahrungsmitteln und ausgewählten Nahrungsergänzungsmitteln basiert, mit welchem sie erstaunliche Heilungserfolge – selbst bei schweren Autismusformen – erzielen konnte.

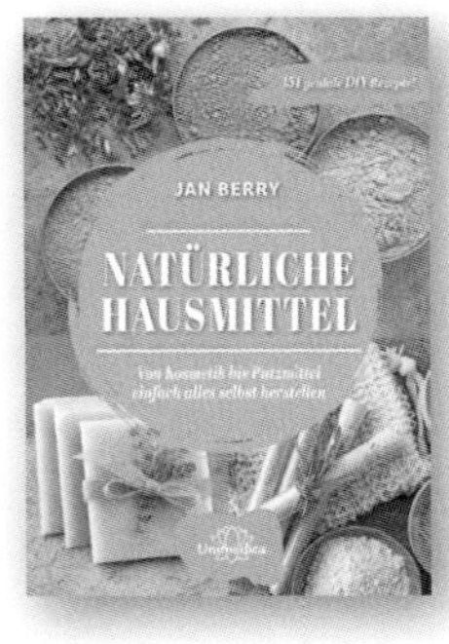

JAN BERRY

## *Natürliche Hausmittel*

*Von Kosmetik bis zum Putzmittel einfach alles selbst herstellen*

400 Seiten, kart,. € 26,90

Unsere Gärten & Hinterhöfe sind voller Blumen, Kräuter und Pflanzen – lasst uns was draus machen! VON ZAHNPASTA ÜBER HALSPASTILLEN BIS ZUM WASCHMITTEL – mit diesem nahezu unerschöpflichen Repertoire an Rezepten für alle Lebenslagen wird der Gang in die Drogerie überflüssig. Getrost können Sie synthetische Körperpflegemittel und chemische Putzutensilien aus Ihrem Zuhause verbannen und dabei auch noch Geld sparen und Verpackungsmüll vermeiden. JAN BERRY zeigt Ihnen, wie Sie mit einer Handvoll Löwenzahn, einigen Rosen oder einem Bund Markt-Kräuter und einigen Zutaten aus Ihrer Küche mit wenig Aufwand alles, was Sie an Kosmetik und Pflegemitteln benötigen, ganz einfach selbst machen.

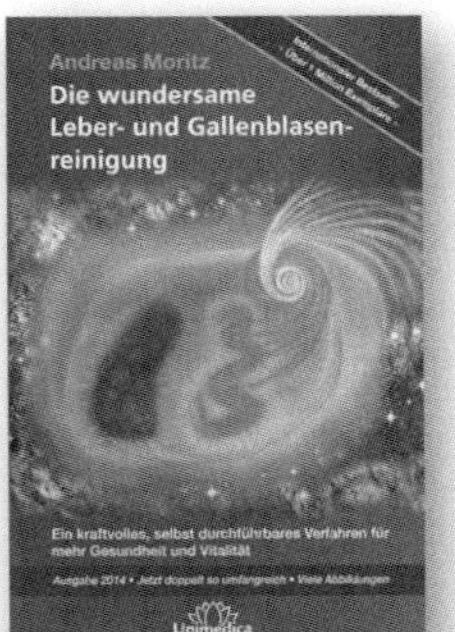

ANDREAS MORITZ

## *Die wundersame Leber- und Gallenblasenreinigung*

*Ein kraftvolles, selbst durchführbares Verfahren für mehr Gesundheit und Vitalität, Ausgabe 2014 - Jetzt doppelt so umfangreich - mit vielen Abbildungen*

496 Seiten, kart,. € 22,90

Völlig neue Ausgabe 2014 - doppelt so umfangreich durch wichtige zusätzliche Kapitel. Bestseller - international über 1 Million verkaufte Exemplare. In dieser umfassend erweiterten Ausgabe seines internationalen Bestsellers klärt Andreas Moritz über die häufigste, oft unerkannte Ursache von Krankheiten auf – Gallensteine, unzählige kleine Blockaden in den Gallenwegen der Leber. Ein Stau in den Gallengängen der Leber führt nicht nur zu Gallenblasenkrankheiten und Koliken, sondern ist auch Nährboden für noch schwerwiegendere, auf den ersten Blick nicht damit zusammenhängende Krankheitsbilder wie Fettleibigkeit, Diabetes, Herzerkrankungen und Krebs.